AF377921

La Fabrication
des enfants

François Ansermet

La Fabrication des enfants

Un vertige technologique

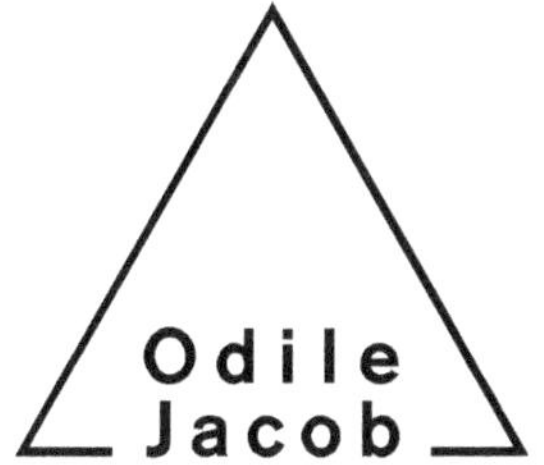

Collection dirigée par
Bertrand Cramer et Bernard Golse

Cette collection veut se faire l'écho des avancées les plus récentes des neuro-sciences et des techniques d'exploration cérébrale, sans perdre de vue la psycho-pathologie et l'histoire du sujet.
Bertrand Cramer est pédopsychiatre et psychanalyste. Il est professeur honoraire à la faculté de médecine de Genève.
Bernard Golse est pédopsychiatre et psychanalyste. Il est professeur de psychiatrie de l'enfant et de l'adolescent à l'université Paris-Descartes et, également, chef du service de pédopsychiatrie à l'hôpital Necker-Enfants malades de Paris.

© Odile Jacob, mai 2015
15, rue Soufflot, 75005 Paris

www.odilejacob.fr

ISBN : 978-2-7381-3250-5

Sommaire

Introduction

La conception d'un enfant fait aller vers ce qu'on ne sait pas. Un désir d'être plus qu'un, de faire un troisième, de donner la vie, de procréer un autre que soi, un autre que les deux qui le font. Un désir d'être plus que deux, de donner naissance à un enfant, pour que quelque chose de tout cela survive au-delà de soi – même si l'arrivée d'une nouvelle génération est aussi annonciatrice de sa propre disparition.

Ce désir est encore plus fort en cas de stérilité. Ou lorsque les choix sexuels rendent impossible de concevoir un enfant, par exemple dans les couples homosexuels. C'est aujourd'hui possible. Ce qui est possible devient l'objet d'un désir. On peut même le vouloir à tout prix. On peut passer du désir au vouloir. Jusqu'à faire du possible un devoir.

Qu'elle soit assistée ou non, il reste difficile de se représenter ce qu'est la procréation. Avec les procréations médicalement assistées, on se retrouve étrangement souvent face aux mêmes questions qu'avec toute procréation. Ce paradoxe est au centre de ce livre. Les problématiques soulevées sont parfois semblables, par exemple autour de la question de l'origine, parfois différentes, lorsqu'il s'agit de la différence des sexes et de la prédiction. Quoi qu'il en soit, les procréations médicalement assistées révèlent les enjeux de toute procréation, au-delà des débats qui se jouent entre les techno-prophètes, pris par la fascination technologique, ou les biocatastrophistes[1], qui dénoncent le pire.

Ces débats sont cependant inévitables car, avec les procréations médicalement assistées, tout finit potentiellement par être possible. On peut tout imaginer. Parfois c'est la réalité qui devient en elle-même extrême. Comme dans cet exemple qui condense plusieurs situations. Il s'agit d'un couple atypique, formé d'un homme dans la trentaine avec une femme dans la cinquantaine. L'homme ne se voit pas autrement que père. Il veut à tout prix un enfant avec sa compagne, au-delà de ce que l'âge impose. Ils se rendent à l'étranger pour réaliser une fécondation *in vitro* avec don d'ovules, et une implantation chez celle-ci. La grossesse ne tient pas. Ils repartent ailleurs pour réaliser une gestation pour autrui, dans un pays où cette pratique n'est pas réglée par des lois. Il y a donc cette fois don d'ovules, fécondation *in vitro* et gestation pour autrui. Ils payent la femme qui porte l'enfant, selon un arrangement entre eux. De même pour les autres manipulations procréatives. La femme porteuse accouche de jumeaux. Ceux-ci sont les enfants de la femme qui a accompli la gestation, au sens de la loi de ce pays qui ne reconnaît pas la gestation pour autrui. On empêche donc ce couple de les prendre avec eux. Il faudrait qu'ils les adoptent, mais cela ne correspond à aucune procédure possible. Finalement, ils en viennent à enlever ces deux jumeaux et à fuir dans une autre contrée, pris à quatre maintenant dans une errance issue de leurs dérives procréatives.

Avec l'assistance médicale à la procréation, la question de savoir comment on fait un enfant devient en effet centrale. Habituellement, les conditions de la procréation demeurent voilées, laissées à l'intimité de chacun. Devant une femme enceinte, on la félicite, sans lui demander comment le couple s'y est pris. On sait qu'une procréation a eu lieu, sans vouloir en savoir plus, ou en dire plus. L'enfant lui-même n'imagine pas non plus les conditions de sa procréation, à quelques exceptions près, comme le personnage de Tristram Shandy dans le roman de Laurence Sterne, qui semble avoir assisté à la scène de sa propre conception, qu'il livre avec de multiples détails[2]. Le couple pour l'enfant est celui du père et de la mère, pas d'un homme et d'une femme pris dans la sexualité procréative ou pas. Savoir comment on fait un enfant reste un thème inabordé, hors du dicible.

Contrairement à la sexualité, à la procréation, la gestation et la naissance sont par contre au centre de la mémoire familiale. On en possède de multiples récits, redoublés par des images. Qu'en est-il lorsqu'il s'agit de procréations assistées, qu'elles soient réalisées dans le couple où à travers la contribution de donneurs ?

Qui faut-il mettre sur la photo ?

Prenons un autre exemple. J'ai reçu une photo de la part de parents qui ont conçu un enfant à partir de leurs propres gamètes, à travers une gestation pour autrui réalisée en Californie, où ce type de démarche est officiellement possible : on y voit le couple qui a procréé, mais aussi la femme qui a réalisé la gestation, allongée sur son lit, avec l'enfant nouveau-né dans les bras de ses parents qui se tiennent derrière elle. Tout le monde sourit au moment de l'instantané. Mais il pourrait y avoir encore plus de monde sur la photo. Selon les possibilités technologiques contemporaines, s'il y avait en plus recours à des dons de gamètes, on aurait pu ajouter le donneur de sperme et la donneuse d'ovules. Il pourrait ainsi y avoir cinq personnes sur la photo : le père, la mère, les donneurs de gamètes, la femme qui a porté l'enfant. Ce à quoi on pourrait ajouter la donneuse d'utérus, si une telle intervention était ajoutée à la complexité procréative. Nous voilà à six. Sans compter les médecins et les biologistes de la reproduction. Il pourrait y avoir un divorce et une recomposition des deux côtés. Une mise en adoption. Peut-on vraiment continuer à compter ceux qui entourent l'enfant ?

Mais restons dans notre album procréatif. Demain, on pourra peut-être ajouter une autre figure de la mère, beaucoup plus abstraite : des cellules souches de la peau, reprogrammées pour devenir des gamètes – pour autant qu'on puisse un jour réellement réaliser une procréation entre deux partenaires du même sexe[3]. Une cellule souche, totipotente, non sexuée et reprogrammée viendrait ainsi se substituer aux protagonistes de la procréation.

Puisqu'on est passé en pleine science-fiction, poursuivons encore sur ce qui pourrait figurer sur notre photo, en y ajoutant les séquençages du génome de la mère et du père, comparés à celui de l'enfant : une forme de plus en plus abstraite de l'origine pour un enfant qui voudrait s'interroger sur sa provenance.

On pourrait encore ajouter les traces épigénétiques qui se sont accumulées silencieusement au cours de la grossesse, suite à des stress prénataux, une nouvelle forme de la culpabilité maternelle[4], comme dans cette couverture récente de *Nature*, qui montre une femme enceinte pointée du doigt par quatre mains rouges qui la désignent de toutes parts !

Ainsi, si jusqu'ici un venait de deux, aujourd'hui un peut venir de plus de deux, jusqu'à multiplier les provenances, rendant celles-ci de plus en plus confuses, ou complexes à saisir. Le nombre de l'origine devient non calculable. Comment se placer face à cela ? Que faire ? Qu'en penser ? De quoi s'agit-il ? Jusqu'où faut-il aller ?

*

Les procréations médicalement assistées permettent d'agir sur l'engendrement des enfants. Elles amènent vers ce qu'on ne peut pas penser. Elles conduisent au vide de ce qu'on ne peut pas se représenter. Ce qui est devenu techniquement réalisable peut provoquer le vertige : un vertige biotechnologique qui fait tourner la tête de celui qui veut essayer de saisir ce qui est en train de se passer.

On est à l'époque où les biotechnologies permettent d'intervenir sur la nature, de la modifier, de la fabriquer de façon nouvelle, inédite, sans qu'on connaisse pour autant les conséquences de ce qu'on a rendu possible. On crée une réalité différente, dont on ne sait pas ce qu'elle est, qui fait buter sur l'inconnu, sur ce qu'on ne peut se représenter. Cette butée laisse perplexe.

Grâce à l'appui de technologies nouvelles, on peut aller au-delà des limites que la réalité impose. On peut la modifier, la créer différente. Ce processus peut s'emballer. On tombe dans une sorte de spirale : les avancées de la science amènent à de multiples inventions technologiques, mais celles-ci vont plus vite que nos possibilités de les penser.

On peut procréer de façon médicalement assistée pour vaincre une stérilité, mais on peut aussi utiliser ces techniques pour engendrer au-delà des limites imposées par la nature.

Par exemple en réalisant des procréations dans des couples homosexuels, c'est-à-dire avec des protagonistes qui ne sont pas stériles, mais qui ont fait un choix individuel qui les mène à forcer la nature, au-delà des programmes de la nature.

On peut aussi forcer la nature pour obtenir un enfant qu'on voudrait parfait, un enfant qu'on voudrait fabriquer selon ses vœux. On pourrait entrer dans l'époque d'un nouveau « design[5] » qui prendrait comme objet la fabrication des bébés. On ne se limiterait plus aux indications spécifiques du diagnostic préimplantatoire, dont le seul but est d'éviter de concevoir un enfant atteint d'une maladie connue dans la famille. On pourrait dépasser ce cadre pour viser des caractéristiques de plus en plus individuelles, en relation avec le séquençage du génome, désormais de plus en plus accessible à tous[6]. Les biotechnologies de la prédiction pourraient ainsi permettre d'agir depuis la procréation sur ce que l'enfant sera, dans le but de le concevoir tel qu'on le voudrait. Jusqu'où faut-il aller ? Jusqu'où repousser les limites ? Quelles vont en être les conséquences ? Et voilà le vertige qui revient, toujours plus fort, au risque de basculer dans le vide.

On réalise pourtant l'illusoire d'un tel projet. Un enfant est en effet bien plus que le résultat de son code génétique. Ce qu'il devient est aussi fonction de son histoire, des contingences qu'il rencontre, des choix qu'il fait et qui peuvent totalement bouleverser ce qui a été programmé. Tout dépend de la façon dont l'enfant va, dans l'après-coup, s'approprier ou rejeter ce qui a été programmé pour lui. Ce qu'un enfant devient dépend d'abord de ce qu'il fait, au-delà des modalités de sa procréation.

Ce qui n'empêche que, lorsque la science intervient, elle produit un monde différent, un monde nouveau, un monde inventé[7], un monde inconnu. On ne sait pas ce qu'il est.

Par le fait des biotechnologies de la procréation et de la prédiction, on touche ainsi à ce que Lacan désigne comme la « butée logique de l'impossible[8] » – un point limite d'où le réel surgit, fait effraction. Le réel, c'est ce qu'on ne peut symboliser : le reste de toute tentative de saisir par l'imaginaire et le symbolique ce qui résulte de l'opération biotechnologique. On pourrait dire qu'on touche au réel en agissant sur la réalité[9], on dévoile un réel qui résiste à tout processus de représentation, quel qu'il soit. Un réel qui insiste, au-delà de ce qui a été réalisé.

Avec les technologies, on opère sur la réalité et on touche au réel – c'est-à-dire à cette part de la réalité qui résiste lorsqu'on essaye de l'approcher, de la penser, de s'en saisir. On fabrique des situations nouvelles dont on ne sait pas ce qu'elles sont. Quelque chose apparaît, dans l'« aventure de la science[10] », qui est au-delà de toute connaissance possible[11]. Et cet impossible se manifeste à travers ce que Lacan désigne comme un « point panique[12] ». On bascule ainsi de la perplexité vers l'angoisse : l'angoisse comme signe du réel.

*

Face aux vertiges déclenchés par les biotechnologies, à quoi peut-on se raccrocher ? On peut tenter de convoquer des connaissances nouvelles. Mais, le plus souvent, on recourt à une construction imaginaire, à un fantasme[13]. Le fantasme offre un scénario qui permet de faire tenir ce qui n'arrive pas à tenir tout seul. Un fantasme est une défense face à l'impensable, une défense pour faire face au réel qui fait effraction, un bouchon contre l'angoisse. Le fantasme peut donc contenir dans son scénario l'angoisse déclenchée par les inventions de la science.

Mais le fantasme peut aussi passer de solution par rapport à l'angoisse à agent de la création scientifique. Il peut prendre lui-même une place dans la démarche scientifique, plus particulièrement comme promoteur de ses inventions technologiques. Le fantasme n'est donc pas antinomique à la science. Il en est même plutôt corrélatif, du moins sur le plan de ses applications ou de l'initiation de nouvelles recherches vers de nouvelles applications de plus en plus vertigineuses, rendues possibles par les développements de la science. Un scénario imaginaire, conscient ou inconscient, peut ainsi être à la base d'avancées technologiques, qui apparaissent comme des fantasmes mis en acte. Se joue ainsi une rencontre inédite entre sciences et fantasme, même si ces deux dimensions restent fondamentalement contradictoires.

Tout est en train de changer dans le champ de la biologie de la reproduction. Une tendance nouvelle pourrait aussi se dessiner, qui consiste à mettre ensemble procréation et prédiction. À l'époque où le séquençage du génome devient de plus en plus accessible, la prédiction génétique pourrait être de plus en plus couplée aux démarches des procréations médicalement assistées. Procréation et prédiction pourraient se retrouver de plus en plus connectées.

On voudrait échapper aux incertitudes qu'impose la nature. Aller vers un nouveau programme de l'humain. Éviter les maladies, mobiliser toutes les potentialités, aller vers le plus de chances possible. Jusqu'à l'excès, jusqu'à l'idée d'échapper à la finitude, d'échapper à la mort, de tout pouvoir contrôler, dès avant la conception, dès avant la naissance.

Lorsqu'un tel fantasme entre en jeu, on ne peut que se demander vers quoi il peut nous mener. On retrouve le projet prométhéen de dépasser les limites de l'humain, et sa remise en jeu dans le projet de Victor Frankenstein, version moderne du mythe de Prométhée. Frankenstein veut en effet faire du vivant avec la mort[14] : créer de la vie à partir de la mort, pour pouvoir échapper à la mort, au-delà de la mort. Et, comme l'a écrit Hannah Arendt, « lorsque tout est possible, tout peut être détruit[15] ».

Bref, de tels fantasmes peuvent être à la base d'une découverte ou d'une invention technologique, mais ils peuvent aussi conduire à des transgressions. À trop forcer la réalité, on peut la faire quitter son sillon, la faire délirer. C'est une des caractéristiques du débat éthique autour des biotechnologies contemporaines que de ne plus savoir où est la limite, où la mettre. Que faut-il autoriser ? Que faut-il interdire ? Quel est le risque des nouvelles techniques ? Et, en contrepoint, quel est le risque aussi de se prendre au jeu d'une tendance conservatrice qui refuse une nouvelle réalité ? On ne sait plus quelle position prendre, entre un excès d'interdiction ou un excès de fascination. L'interdiction peut en effet être motivée en elle-même par la fascination.

*

Nous sommes à une époque où les désirs sont revendiqués comme des droits. De même un système de jouissance peut devenir un droit. Ces deux dimensions se trouvent au cœur des débats éthiques, politiques ou de société. Tout est en train de changer. Comment se repérer ? Ce qui est considéré en un temps comme transgressif peut se banaliser en un autre temps. C'est justement le cas avec les procréations médicalement assistées, où de plus en plus de combinaisons sont possibles, posant du même coup la question de la limite.

On pourrait établir un catalogue des questions impossibles. C'est celles qui sont reportées aux comités d'éthique. Prenons quelques exemples. Que penser du don d'ovules ? Avec le don d'ovules, la mère pourrait devenir incertaine, comme le père. Quelles conséquences pour la société, pour les systèmes de filiation, que la mère puisse devenir incertaine ? Que penser de l'autoconservation ovocytaire ? La vitrification des ovocytes qui permet le don d'ovules offre aussi à la femme la possibilité de conserver certains de ses ovules pour pouvoir les utiliser ultérieurement, à sa convenance, comme une sorte de don à soi-même, pour concevoir avec les ovocytes de sa jeunesse. Mais un glissement peut se réaliser, de la convenance individuelle et libre de celle qui a conservé ses ovocytes à une démarche imposée par ses employeurs[16].

Comment faire face à la demande de mise en réserve des gamètes avant le changement de sexe pour permettre ensuite la procréation dans des couples transsexuels ? Que penser du fait que toute cryoconservation permet, potentiellement, de procréer au-delà de soi, au-delà du couple, par un don de gamète, de zygote ou d'embryon ? Faut-il mettre en adoption des embryons cryoconservés surnuméraires ? On prend la mesure dans cet inventaire partiel, juste mis là en vrac, comme un inventaire à la Prévert, pour démontrer l'infinité des questions amenées par les possibilités qu'ouvrent les technologies procréatives. À quoi on pourrait ajouter la question si complexe de la gestation pour autrui, qui ne concerne pas que le couple qui utilise cette technique, mais aussi bien sûr la femme qui met en jeu son corps, et pas seulement elle, mais aussi son mari, ses enfants, si elle en a déjà – tous ces protagonistes sont trop souvent oubliés dans les débats sur la gestation pour autrui.

Poursuivons encore notre revue de quelques questions impossibles. Qu'implique le don d'utérus, par exemple lorsqu'une mère donne son utérus à sa fille, pour que celui-ci lui soit greffé afin qu'elle puisse porter un enfant dans l'utérus qui l'a elle-même portée[17] ? On mesure à quel point une greffe d'utérus peut être aussi une greffe d'imaginaire. Que représente le fait d'utiliser la prédiction pour choisir le sexe de l'enfant en fonction du fantasme des parents et de leurs projets narcissiques ? Sans compter le choix de certains caractères en fonction des patrimoines génétiques des deux géniteurs, qui pourrait de plus en plus venir s'ajouter à toutes les autres formes de patrimoine. On pourrait ainsi se mettre à l'usage privé des possibilités du séquençage du génome, avec des systèmes accessibles à chacun à travers Internet[18], qui permettent de juger des risques en jeu dans une procréation, en fonction des patrimoines génétiques de ceux qui projettent de concevoir un enfant.

Où mettre des limites dans tout cela ? Ce qui est rendu possible par le fait des biotechnologies ne doit pas nécessairement avoir lieu. Comment distinguer entre ce qui est un droit ou ce qui ne devrait pas l'être ? Inévitablement, la recherche d'une telle ligne de partage mobilise les convictions de chacun, la culture dans laquelle il est immergé, le système social dont il est issu. Toutes les démarches biotechnologiques réalisent une connexion nouvelle entre le vivant et la culture[19]. Les repères communs sont brouillés : on comprend que, de ce fait, il soit de plus en plus difficile de faire des choix pour une société, ce qui laisse aussi les passions et les résistances envahir le champ des débats qui entourent les biotechnologies périnatales.

Peut-être faut-il revenir plutôt au cas par cas de la clinique. Et se dire qu'il n'y a finalement d'éthique que du particulier. Au clinicien de miser d'abord sur un espace possible au-delà de ces débats, pour accueillir chacun dans sa singularité. Au clinicien de miser sur l'invention du sujet, au-delà de ce qui lui est imposé, ou de ce qu'il a lui-même choisi dans l'offre de ces possibilités nouvelles. L'éthique de la psychanalyse ouvre à la possibilité de se régler plutôt sur les solutions que le sujet invente. L'invention, c'est le pari de la clinique psychanalytique, y compris avec les situations extrêmes introduites par les biotechnologies. L'invention pour aller au-delà des impasses d'un sujet qui peut paradoxalement être aliéné à la liberté qu'il prend, aliéné à la liberté que lui offre la science.

C'est ainsi que le psychanalyste est parfois convoqué comme en urgence suite aux difficultés qui peuvent apparaître dans la confrontation d'un sujet particulier avec les possibilités offertes par les biotechnologies. La psychanalyse peut offrir ses repères pour dépasser les vertiges induits par les biotechnologies, pour franchir la sidération, pour aller au-delà de l'angoisse qu'elles suscitent : la psychanalyse vise à remettre le sujet en jeu, même dans des situations extrêmes, afin qu'il puisse reprendre sa propre histoire d'une façon chaque fois singulière.

Dans ce cadre, la démarche de la psychanalyse est toujours paradoxale : tenir compte de la butée logique sur l'impossible constitue un repère pour s'orienter dans la clinique issue des biotechnologies. Il s'agit paradoxalement de donner une place à l'impossible qui surgit, de ne pas l'écarter, de s'appuyer sur ce qu'on ne peut penser. Sans cela, cet impossible fait retour au cœur de la clinique et suscite l'angoisse. S'appuyer sur l'impossible pour ouvrir à nouveau le champ des possibles, miser sur l'impossible, tel est le pari paradoxal de la psychanalyse à l'époque des biotechnologies. Ce maniement de l'impossible implique un positionnement paradoxal : s'appuyer sur le réel qui fait effraction, pour aider le sujet à inventer sa solution, pour s'inventer de façon inattendue, surprenante, parfois bien au-delà de ce qu'on avait imaginé.

PREMIÈRE PARTIE

Vertiges de l'origine

Un enfant vient de naître. Face au surgissement de cette vie nouvelle, se déclenche la liste infinie des questions. Qui est-il ? D'où vient-il ? Où était-il avant d'être là ? À qui ressemble-t-il ? Que va-t-il devenir ? Pourquoi cet enfant plutôt qu'un autre ? La naissance ne livre pas le mystère de l'origine. Celui-ci dépasse les seuls protagonistes de la procréation. L'origine, c'est ce dont on ne peut pas décider. On vient de ce qui nous précède, de toute une succession de générations. Y a-t-il quelque chose qui suit son cours ? Jusqu'où remonter ? Y a-t-il une intention dans tout cela ? Une nécessité ? Ou, au contraire, ce qui advient par le fait de la procréation ne résulte-t-il que d'une pure contingence ? Une contingence qui bouleverse potentiellement tout ce qui était. Jusqu'à toucher à l'absurde, comme les questions de Hamm à Nagg dans Fin de partie *de Beckett : « HAMM. – Pourquoi m'as-tu fait ? NAGG. – Je ne pouvais pas savoir. HAMM. – Quoi ? Qu'est-ce que tu ne pouvais pas savoir ? NAGG. – Que ce serait toi*[1]*. »*

On pourrait dire que les procréations médicalement assistées, au-delà de leurs évidences techniques qui paraissent livrer le mystère de la procréation, le révèlent au contraire encore plus. Elles le dévoilent plutôt qu'elles ne le résolvent. On reçoit la vie sans pouvoir maîtriser vraiment ce dont il s'agit. Finalement toute procréation est assistée, qu'elle soit sexuellement assistée, assistée par le désir ou médicalement assistée : chacune de ces voies précipite vers les vertiges de l'origine.

1

Recevoir la vie

> « L'enfant est l'inconnu de la naissance. Tout enfant est d'abord un inconnu. Tout destin humain est l'inconnu de la mise au monde confié à l'inconnu de la mort. »
>
> Pascal QUIGNARD, *La Barque silencieuse.*

Avec chaque enfant, on retrouve le mystère de l'origine. On peut d'autant moins s'y soustraire du fait d'avoir forcé les choses. Avec les biotechnologies de la procréation, l'enfant, en plus d'être un enfant du mystère, est un enfant de la science. Des tiers ont rendu possible son engendrement. Ils l'ont peut-être choisi sur la base d'un avenir anticipé. Quelles conséquences pour l'enfant, pour ses parents, pour la société ? La science semble renforcer le mystère plutôt que le résoudre. Celui-ci reste autant opaque pour ceux qui réussissent la prouesse technologique de la procréation artificielle que pour ceux qui donnent naissance à un enfant par cette voie. Finalement, on « reçoit la vie[1] », on l'accueille, on la permet, ce qui n'empêche que le mystère de la vie persiste au-delà des technologies qui rendent possible sa fabrication.

Que représente le fait de participer à engendrer la vie grâce à l'impact des biotechnologies ? La crée-t-on vraiment ? On fabrique des dispositifs capables de la recevoir plutôt que de la créer. Le mystère du surgissement de la vie reste entier même quand on s'appuie sur une technique pour l'engendrer. Et ce mystère se rejoue avec la venue au monde de chaque enfant. On ne peut qu'être pris de vertige d'y penser.

Une petite fille de cinq ans demande à son père : « Pourquoi je suis là ? Tu voulais une petite fille ? Comment tu m'as faite ? Tu pensais quoi ? Tu voyais que j'étais une fille ? Dans le ventre j'étais seule à savoir. » Comme tout enfant, cette petite fille apporte des questions auxquelles personne ne sait répondre. Pourquoi suis-je moi et pas quelqu'un d'autre ? Pourquoi maintenant et pas en un autre temps ? Pourquoi ici et pas ailleurs ? Pourquoi une fille ? Tous ces « pourquoi » restent en suspens, sans réponse.

Savoir d'où viennent les enfants est en effet la question impossible par excellence[2]. Quelles que soient les explications biologiques, elles butent sur un réel qui résiste, celui de l'origine[3]. La question de l'origine dépasse toute explication biologique. La venue d'un enfant au monde ramène à l'impensable. Avant de naître, j'étais dans le ventre de ma mère. Mais avant d'être dans le ventre de ma mère, où est-ce que j'étais ? Et quand je ne serai plus, où est-ce que je serai ? L'origine reste impensable, comme la mort.

La liste des questions sans réponse est infinie. Vouloir les résoudre débouche sur d'autres questions qui restent à leur tour sans réponse. Ou plutôt sans autres réponses que celles que chacun invente.

Un vertige saisit celui qui s'interroge sur l'origine : le vertige devant l'infini. On peut en faire l'expérience de multiples manières. Comme ce jeune patient qui, s'allongeant dans un champ, sent la terre sous lui, imagine le champ où il se trouve, le champ dans le territoire, le territoire dans le pays, le pays dans le continent, le continent sur la terre, la terre dans le système solaire. Jusqu'à s'y perdre.

Un jour le sujet fait son entrée dans le temps. Mais le temps le devance. Le commencement n'est pas l'origine, dont les raisons se perdent dans le temps, à l'infini. Il y a un vertige du temps comme celui de la profondeur. Le temps est déjà là quand le sujet tombe dans le monde. On ne peut rester hors du temps : le sujet ne peut advenir qu'en s'assujettissant au temps. Cet assujettissement est autant une soumission volontaire qu'une contingence qui s'impose. Dès qu'il est soumis au temps, le sujet a l'impression de voir filer le temps, mais peut-être est-ce lui qui file dans le temps. Comme on le dit d'un paysage depuis un train : ce n'est pas le paysage qui défile, c'est nous qui sommes en mouvement dans le paysage. Notre existence s'écoule dans le temps sans qu'on sache si c'est le temps qui passe ou si c'est nous qui passons dans le temps. On n'échappe pas au temps qui toujours nous échappe.

De même que le temps, l'origine toujours nous échappe. On ne peut remonter au commencement du temps. Le temps est sans commencement. De même pour l'origine. Il faut même, semble-t-il, s'interdire la question de l'origine si on veut arriver à construire des filiations, des généalogies : c'est comme cela que procèdent les paléontologues quand ils veulent mettre les espèces dans des lignées. L'origine n'est pas à chercher au commencement : elle se joue et se rejoue entre deux temps du temps. Elle est un temps zéro, entre un temps infini qui la précède et un temps infini qui lui succède.

Quoi qu'il en soit, la procréation, c'est autre chose que l'origine. Peut-on dire que la procréation est un commencement ? Quand commence la procréation ? À quel moment débute-t-elle ? C'est une question que se posait un biologiste spécialiste des fécondations *in vitro*[4] qui ne pouvait dire quand faire commencer le processus de la procréation : quand le spermatozoïde pénètre dans l'ovule, ou lorsque les noyaux fusionnent, ou juste au moment de la première division cellulaire ? Même s'il y a un enchaînement d'étapes dans une continuité logique, on ne peut isoler l'instant du commencement.

L'instant de la procréation échappe. Les images produites par les procréations médicalement assistées échouent à le montrer, à le saisir en un arrêt sur image. L'instant disparaît derrière le mouvement. On ne saisit pas son surgissement : on ne voit qu'une succession d'états, qu'une série infinie de résultats. Le commencement est multiple, fragmenté : on ne peut l'atteindre, le moment inaugural reste soustrait. Dans les techniques de procréation assistée, on a beau provoquer, assister, voir, maîtriser la procréation, on n'en sait pas plus ni sur le commencement ni sur l'origine. En voyant la vie en train de se faire, on reste surpris par ce mystère qu'est l'apparition de la vie. L'origine reste cachée, inatteignable derrière ce que montrent les images réalisées par les biotechnologies contemporaines. Comme l'écrit si bien Pascal Quignard : « Une image manque dans l'âme. [...] On appelle cette image qui manque l'origine. Nous la cherchons derrière tout ce que nous voyons[5]. »

L'image échoue à montrer ce qui fait l'origine de la vie. Même si on peut voir concrètement la conception dans les procréations médicalement assistées, l'origine reste au-delà de ce que l'image dévoile. L'interrogation reste entière. Et plus tard aussi dans la gestation, au-delà de l'image du fœtus, quelque chose échappe au visible, quelque chose manque que l'on essaie d'ailleurs de pallier en créant des images tridimensionnelles ou colorisées. On mesure à quel point l'origine reste inatteignable. Quoi qu'on puisse en voir ou en savoir, la procréation reste irreprésentable[6]. C'est ce dont témoignent ceux qui procréent de façon médicalement assistée[7], de même ceux qui appliquent professionnellement ce type de techniques. Chacun reste spectateur de la vie en train de se faire : on a beau voir des images, le mystère demeure opaque[8].

L'origine se perd dans le temps, dans un temps qui la contient sans la livrer. Notre origine nous précède. Elle relève d'un monde qui était déjà là, qui était là avant qu'on entre dans le temps. Quelque chose est toujours déjà là et demeure cependant inaccessible. On émerge d'un monde où l'on n'était pas, qui pourtant contenait la potentialité de ce qui sera, sans savoir ce que ça sera. Tu auras été cet enfant-là[9]. Le futur antérieur, temps grammatical troublant, dit bien que l'avenir était déjà là avant, comme une mémoire du futur.

2

L'enfant chercheur

Les techniques de procréation rivalisent avec les inventions des enfants. Elles en sont peut-être issues. L'imagination des savants a peut-être sa source dans les constructions qu'ils s'étaient eux-mêmes forgées comme enfants. L'enfant chercheur[1] peut persister au-delà de l'enfance, c'est lui qui veille secrètement sur la créativité du savant.

Confronté à la question impensable de son origine, l'enfant est d'abord un chercheur assidu. Il veut savoir d'où il vient. Il ne trouve pourtant de réponse que dans les fictions qu'il crée – que la psychanalyse identifie comme étant des théories sexuelles infantiles[2]. Celles-ci ont toutes comme caractéristique surprenante de court-circuiter le sexe. L'enfant est conçu par l'oreille ou par la bouche et ressort ensuite par le nombril ou par la cuisse. Les possibilités sont infinies[3]. Tout le corps peut être impliqué, sauf le sexe qui est occulté.

Étant donné que les théories sexuelles infantiles, noyau de nos fantasmes inconscients, évacuent le sexe dans la procréation, on pourrait dire que, fantasmatiquement, nous sommes tous bel et bien issus de procréations médicalement assistées !

La sexualité des parents est aussi tenue à l'écart, déniée, dans l'imaginaire des enfants. Le seul couple dans l'inconscient est celui du père et de la mère, plutôt que le couple sexué de l'homme et de la femme. Et encore, souvent l'enfant s'imagine une autre filiation que celle de ses parents. Il s'imagine issu d'un autre couple, plus prestigieux. Il ne veut pas admettre avoir cet homme et cette femme comme parents. On le voit, quelque chose d'autre est imaginé, bien au-delà du lien entre sexualité et procréation.

La butée de l'irreprésentable se trouve au centre des artifices biotechnologiques. On pourrait énumérer les procréations hétérologues à travers le don de sperme, le don d'ovules ou le don de zygotes ; ou les procréations autologues à partir des gamètes du couple, mais nécessitant l'intervention de tiers, parfois même une gestation par autrui. Finalement, ces multiples artifices peuvent laisser perplexe. Certains, au-delà de la naissance de leur enfant, même issu de leurs propres gamètes, continuent à se vivre comme des parents stériles. Le fait d'immobiliser le temps par la cryoconservation, en décalant la gestation de la conception, peut troubler l'investissement d'enfants conçus en même temps mais venant au monde à plusieurs années d'intervalle. On pourra peut-être avancer plus loin, avec des techniques qui feront aller au-delà des contraintes habituelles de la procréation entre les sexes, en concevant de façon autologue un enfant entre homosexuels, à partir de cellules souches de la lignée sexuelle, ou surtout selon les recherches actuelles à partir de cellules souches somatiques transformées en gamètes, permettant une fécondation à l'intérieur du couple[4]. À cela s'ajoutent les avancées du séquençage du génome humain qui pourraient conduire à de nouvelles configurations inédites qui doivent être pensées, en permettant de connecter la procréation à des démarches prédictives, amenant à de nouveaux modes d'alliance passant par le choix d'un conjoint d'abord choisi dans la perspective de diminuer les risques en amont de la procréation. Nous reviendrons sur ce lien rendu possible entre procréation et prédiction qui constitue le véritable enjeu éthique contemporain des procréations médicalement assistées[5].

On mesure à quel point de nombreuses questions inédites surgissent des technologies qui se multiplient aujourd'hui dans le champ périnatal. Elles font toucher à l'impensable et provoquent le vertige. Face aux enfants de la science, le clinicien reste en suspens. Il ne peut que se référer aux solutions issues du cas par cas de sa pratique. Ce qu'enseigne la psychanalyse, c'est qu'il n'y a en effet d'éthique que du singulier. Il n'y a pas de solution universelle Et, pour accéder au singulier, il faut passer par la clinique, qui est justement la voie qui en permet l'abord.

La clinique procède de l'expérience de la singularité. Pour prendre la mesure des effets induits par les réalités inédites introduites par les biotechnologies, il s'agit d'être renseigné d'abord par ce qu'énonce chaque sujet, au un par un : c'est ce à quoi la clinique donne accès, menant bien plus loin que ce que prédisent les universaux mobilisés dans les discussions éthiques. La clinique est pleine de surprises. On imaginait retrouver ce que l'on sait, mais on tombe toujours ailleurs, différemment. Cela passe souvent par un détail qu'il s'agit de saisir, qui peut être tout à fait décalé par rapport au dilemme posé et aux coordonnées sidérantes que celui-ci impose.

L'impact des biotechnologies peut se révéler traumatique, à la mesure du réel impensable que celui-ci dévoile. On touche, plus que dans les conditions habituelles de la procréation, à l'irreprésentable de l'origine. Un traumatisme en résulte. C'est ainsi que le traumatisme pourrait être un autre nom de ce que j'ai désigné comme vertige. Celui qui essaye de penser la procréation est pris de vertige. Un vertige face au réel, impensable. Une béance s'ouvre, qui dépasse les possibilités que le sujet peut avoir de se représenter ce devant quoi il se trouve. Comme dans tout traumatisme, ce premier temps plonge dans la sidération.

Au-delà de la sidération, ce réel peut dans un deuxième temps se retrouver inclus dans les coordonnées inconscientes du sujet, inévitablement différentes pour chacun. On peut être attiré par le vertige, pris par lui, en jouir. Comme dans toute situation de vertige. On peut se trouver attiré par le vide. Le vertige peut devenir un type de jouissance bien particulière. On peut rester fixé à ce qui ne peut être pensé. On peut aller vers une fascination, qui conduit de façon incessante vers ce qui est en impasse. On ne cesse de se projeter vers ce qui nous dépasse. On peut y rester fixé au point de faire des biotechnologies des causes à tout faire de tout ce que le sujet produit. Comme si l'enfant n'était plus que représenté par les technologies dont il est issu, qui deviennent du même coup un piège de causalité, une explication généralisée de tout ce qui lui arrive, ou de tout ce qu'il fait.

Il importe dès lors de viser un troisième temps, celui de la sortie du vertige, au-delà de la fascination qu'il implique, au-delà de ses dimensions attirantes : réaliser véritablement une traversée du traumatisme biotechnologique, qui est aussi une traversée des fantasmes qui lui sont liés, des systèmes de jouissance qu'il implique, de tout ce qu'il mobilise en amont et en aval. Le pari de ce troisième temps est de trouver un mode de réponse, de se décaler, de permettre que ce qui fait le propre de chaque sujet puisse être remis en mouvement au-delà de ce qui s'est imposé à lui et de ce qu'il a inclus dans sa propre impasse. C'est ainsi qu'on mesurera qu'au-delà de tout universel supposé, les effets subjectifs des biotechnologies peuvent varier à l'infini, en fonction de la façon dont chacun les répercute dans ses propres coordonnées et de la façon dont il pourra en jouer librement au-delà des nécessités qui se sont imposées à lui.

3

Pourquoi un enfant
à tout prix ?

Le désir d'être enceinte ne va pas forcément avec le désir de devenir mère. Il peut ne pas correspondre non plus au désir d'avoir un enfant. Ces distinctions sont au centre de bien des surprises dans la clinique des procréations médicalement assistées. Le début de mon activité clinique dans ce champ des procréations médicalement assistées a été lié à un appel de l'équipe de médecine de la reproduction et à leur confrontation avec la situation d'une femme dont la première demande, une fois qu'elle a pu enfin être enceinte après six ans de traitement de la stérilité, a été d'obtenir le droit à une interruption de grossesse.

Cet exemple clinique est extrême. Pourtant il révèle à quel point vouloir est autre chose que désirer. Le fait de vouloir un enfant à tout prix, comme dans les procréations médicalement assistées, fait que parfois le désir n'y est plus. Le désir d'avoir un enfant, comme tout désir, reste fondamentalement ambivalent. Est-ce vraiment le moment ? Que va-t-il advenir du couple ? Sera-t-on capable d'assumer l'enfant ? Quoi qu'il en soit, l'enfant trouve sa place au-delà de ces hésitations. Par contre, lorsqu'un couple fait l'expérience de la stérilité, l'ambivalence est mise en crise. On ne peut que vouloir ce qui ne vient pas. Ce qui fait buter sur le pourquoi de cette impossibilité. D'où vient cette stérilité ? Qui est stérile ? Chacun a son explication. Comme ce couple qui explique que même s'ils couchent ensemble, l'ovule et le spermatozoïde, eux, font chambre à part ! Toutes sortes de récits entrent en jeu. Il y a aussi la culpabilité. Quelle faute a été commise ? Qu'est-ce qui résiste au projet d'avoir un enfant ?

Et, quoi qu'il en soit, il y a toujours quelque chose qui ne va pas avec le désir. Ce qu'on obtient n'est pas forcément ce qu'on désire. Cela d'autant plus que, vouloir un enfant, c'est aussi vouloir autre chose. C'est aussi vouloir au-delà de l'enfant. L'enfant participe au vœu de faire persister une part d'immortel au-delà du vivant mortel[1] : sa conception vise la génération, une persistance de soi au-delà de son existence. L'enfant est conçu pour remplir un idéal, pour occuper la place d'idéal du moi de ceux qui l'ont conçu, encore plus quand un projet d'enfant a été contrecarré par des problèmes d'infertilité. Avec l'enfant, c'est aussi le narcissisme des parents qui renaît[2], au-delà de tout investissement de l'enfant tel qu'il est ou sera. Le projet d'avoir un enfant, que ce soit avec ou sans assistance médicale à la procréation, vise un projet d'immortalité, au-delà de ce que la réalité bat en brèche : que quelque chose de soi persiste au-delà de soi, sous la forme d'une descendance investie comme une persistance. Mais évidemment on peut d'autant moins se soustraire à la perspective de la mort, de la finitude, lorsque l'enfant ne vient pas.

Tout projet d'enfant implique donc inévitablement un rapport à la mort. C'est ainsi qu'à partir du moment où la décision d'avoir un enfant est prise, l'attente peut devenir insupportable. Parfois vouloir un enfant vise à rattraper le temps qui a passé trop vite et à surmonter le sentiment de perte qui lui est associé. Concevoir un enfant peut aussi viser à annuler le temps. On rejoint la pente prise par le monde contemporain, où l'on cherche à atteindre une jouissance du tout, tout de suite : une jouissance qui est revendiquée comme un droit. On revendique de même l'enfant comme un droit à la satisfaction. Parfois aussi on ne sait plus si c'est toujours l'enfant qui est voulu ou si c'est seulement la satisfaction qu'on veut obtenir à tout prix.

Un désir à tout prix fait aller au-delà du désir d'enfant. Quelque chose d'autre est en jeu. Lorsque les désirs deviennent des droits, au point de franchir toutes les limites qu'impose la réalité, est-on toujours dans l'ordre du désir ? L'au-delà de la limite fait aller au-delà du jeu du désir et du plaisir. On est dans un projet qui dépasse les protagonistes en jeu. Plutôt que d'un droit au désir, il s'agit plutôt d'une revendication d'une jouissance à tout prix. Le but est surtout d'obtenir ce qu'on veut plutôt que d'investir un projet d'enfant.

Un projet démiurgique peut prendre les protagonistes. Le médecin de la procréation devient le chevalier de la cause, comme me disaient des parents. On investit spécialement le gynécologue, le biologiste, toute l'équipe du centre de procréation. C'est un enfant fait à plusieurs.

Mais, dans certaines situations, on a au contraire l'impression que chacun fait un enfant tout seul, en jouant sa propre partie avec l'impossible. Comme cette mère qui, dans une sorte de dénégation, en vient à dire qu'elle n'y serait jamais arrivée sans l'aide de son mari – une phrase qui peut paraître anodine au premier abord, mais qui montre la vraie portée d'un projet qui serait d'arriver à faire un enfant seule, au-delà l'assistance de tous. Le sujet joue donc sa propre partie avec l'impossible dans des coordonnées intimes, chaque fois singulières.

Quoi qu'il en soit, quelque chose dépasse tous les protagonistes de la procréation. La volonté d'avoir un enfant à tout prix peut prendre la place du désir d'enfant. La jouissance de pouvoir obtenir ce que l'on veut occupe toute la place. Une jouissance qui dépasse le sujet : elle est toujours en trop ou en pas assez, jamais à sa place. Il y a toujours quelque chose qui ne va pas. D'où une compulsion à répéter, à vouloir toujours plus. Comme dans l'addiction, la jouissance mène au-delà du principe de plaisir[3], sur cette autre rive d'un déplaisir inévitablement associé au plaisir[4].

Les biotechnologies périnatales peuvent se prendre au piège de l'au-delà du principe de plaisir et des systèmes de jouissance contemporains[5] qui exigent tout et tout de suite. Cette course à la satisfaction peut se révéler de plus en plus exigeante, au-delà de tout plaisir, amenant à une compulsion à l'atteindre qui va jusqu'à détourner la réalité à ses fins, au gré des exigences des fantasmes en jeu, en utilisant tous les dispositifs possibles qui permettent de les réaliser concrètement[6].

Quelles sont les conséquences du fait de pouvoir faire pénétrer le fantasme dans la réalité et réciproquement de brancher la réalité sur le fantasme ? Quels que soient les fantasmes en jeu, le problème reste toujours que le fantasme n'arrive pas à s'accomplir complètement : sa mise en scène exige de plus en plus du sujet qui court derrière un scénario impossible, où chaque étape franchie met au défi d'une autre, encore plus nécessaire que la précédente pour obtenir la satisfaction recherchée, par rapport à quoi tout ce qui est obtenu est toujours en défaut. Les biotechnologies peuvent être au service de ces scénarios imaginaires, qui eux-mêmes peuvent stimuler la créativité des chercheurs. Mais la satisfaction des scénarios fantasmatiques peut pénétrer à un tel point dans la réalité qu'elle peut la faire concrètement sortir de son sillon, la faire délirer au sens propre. Faire délirer la réalité sur le mode du fantasme, c'est faire pénétrer l'imaginaire et le symbolique dans la réalité, pour conduire la réalité au-delà de ses lois, pour la programmer en fonction d'impératifs fantasmatiques, qui peuvent faire déboucher sur une réalité nouvelle. Mais, lorsque tout devient possible, on ne sait plus où mettre la limite. On bascule au-delà. Et c'est là que l'angoisse entre en scène : l'angoisse contemporaine surgit en effet du côté de la biologie.

Il faut vraiment aller y regarder de plus près. Quel fantasme est en jeu ? Comment opère-t-il ? Comment le contact se fait entre le scénario d'un fantasme et la pratique des biotechnologies ? Tout cela, au-delà de tout développement théorique, ne peut se penser qu'au cas par cas.

Les techniques propres aux biotechnologies se connectent aux fantasmes des sujets qui les pratiquent autant qu'à ceux qui les conçoivent. La mise en jeu d'un fantasme dans la science ou plus spécifiquement dans le développement de technologies peut en effet se révéler créative, pleine de surprises. Un fantasme peut déterminer la démarche d'un artiste dans la création d'une œuvre : de même pour les biotechnologies, un fantasme peut sous-tendre ce qui préside à leur conception. On le verra à propos de l'inventivité des savants dans la perspective de réaliser des conceptions entre deux individus du même sexe. Chaque biotechnologie de la procréation est une création en elle-même, qui remanie la réalité de la conception.

Un fantasme mis en acte dans une recherche peut se révéler productif, au point que les biotechnologies qui en sont issues apparaissent en elles-mêmes d'une certaine manière comme des œuvres : de vraies installations, au sens de l'art contemporain. Un télescopage entre le fantasme et la réalité peut entrer en jeu dans les développements technologiques rendus possibles par la science. Il y a là peut-être une nouvelle façon de conjuguer art et science. Un fantasme peut mettre sur la voie d'une invention. Et cette invention peut se révéler avoir aussi le statut d'une découverte. Ce passage entre le fantasme et la découverte est troublant : il faut peut-être imaginer avant de découvrir. Ce rapprochement est intéressant par rapport à la question de la créativité dans les sciences.

Ce lien entre fantasme et créativité est en tout cas évident du côté de ceux qui inventent de nouvelles technologies. Les développements biotechnologiques sont de vraies mises en œuvre du fantasme[7]. Elles permettent d'implanter concrètement des scénarios fantasmatiques dans la réalité. On pourrait en tout cas se demander s'il n'y a pas plus de coïncidences que l'on pense entre science et science-fiction[8], voire une sorte de réciprocité. Sans science, il n'y aurait pas de science-fiction, mais sans fiction, il n'y aurait peut-être pas non plus d'avancées possibles dans les sciences.

Essayons de développer plus précisément cette connexion. La science se construit classiquement comme une pratique qui cherche à aborder la réalité avec le symbolique, avec justement un postulat, propre à la science moderne, que cette réalité parle en elle-même un langage symbolique. Du même coup, elle aboutit à mettre en place des technologies qui régissent la réalité à partir du symbolique, et donc aussi bien à partir du fantasme : ce serait le fantasme qui donne à la réalité son cadre[9]. Pourtant une part de la réalité résiste à être saisie d'aucune manière et reste soustraite à l'imaginaire et au symbolique : c'est ce que Lacan désigne comme le réel. Le réel résiste à toute fiction : c'est un reste irréductible, inabordable. Cette part insaisissable – cet irreprésentable au cœur de la réalité – est particulièrement mise en jeu par les biotechnologies périnatales, qui peuvent intervenir sur la conception d'un enfant en amont de toute possibilité de représentation. Ce réel inabordable n'est pas seulement le reste de l'opération de la science. Il est aussi produit au fur et à mesure que la science avance. La science est prise dans ce paradoxe : elle produit un réel insaisissable au fur et à mesure qu'elle se saisit du réel. Et c'est ce réel impossible à réduire qui vient se loger dans le fantasme, qui opère dans le processus des découvertes scientifiques, en tout cas des inventions biotechnologiques. On pourrait par exemple se référer à la neuroamélioration, à la perspective de créer un homme augmenté, des cyborgs, des humains greffés sur des machines qui suppléent à leurs limites[10]. Grâce aux possibilités de ces technologies, des fantasmes peuvent se mettre à modeler la réalité, à opérer sur elle, à la transformer.

Les enjeux des biotechnologies obligent à revisiter les rêves prométhéens. Prométhée voulait donner à l'homme les moyens de dépasser son incomplétude[11] de même que sa finitude. Il leur a livré des artifices pour aller au-delà de leurs limites. La science et les techniques procèdent du don prométhéen fait aux hommes. Avec ce don vient aussi l'*hubris* propre aux humains, que ce soit du côté des risques que fait encourir leur arrogance ou, au contraire, du côté de possibilités nouvelles d'ouvrir leur destin à des chemins de liberté.

4

Sexualité et procréation

Quel rapport y a-t-il entre la sexualité et la procréation ? Même si leur lien biologique est évident, les choses ne sont pas si simples subjectivement : dans la série entre origine, sexualité, procréation, gestation et naissance, c'est certainement le lien entre sexualité et procréation qui est le plus difficile à se représenter. Le monde imaginaire et symbolique de la sexualité est différent de celui de la procréation. Ils sont hétérogènes.

Les procréations médicalement assistées isolent la procréation en tant que telle, en la disjoignant concrètement de la sexualité. Elles obligent donc à penser la procréation comme n'étant pas liée à autre chose qu'à l'intervention biotechnologique. Il n'y a pas d'amont. Les biotechnologies de la procréation court-circuitent donc la question sexuelle dans la procréation. Ainsi, elles réalisent concrètement ce qui est imaginé fantasmatiquement, à savoir une absence de lien entre sexualité et procréation.

La procréation est à l'intersection de la différence des sexes et des générations. Mais qu'est-ce que la différence des sexes ? Qu'est-ce que la différence des générations ? Comment ces deux différentiels fondamentaux se nouent-ils ? Comment

44

passe-t-on de la sexualité à la généalogie ? Comment le sexuel et le parental s'articulent-ils ? C'est peut-être parce qu'il n'y a pas de réponses à ces questions, pas de solutions toutes faites, que l'enfant peut trouver les siennes, les inventer.

L'enfant doit trouver sa propre place et forger son propre destin : une place qui ne soit pas seulement celle qu'on lui a donnée, un destin qui ne soit pas seulement celui qu'on lui a fixé. Ce que sera sa place et ce que sera son destin, il ne peut qu'en décider par lui-même, au-delà de ce à quoi on l'avait assigné.

L'enfant va trouver son espace – l'espace pour advenir par lui-même – à travers le fait qu'il y a une différence irréductible entre la femme et la mère – sa mère reste une femme qui désire aussi ailleurs. Une liberté qui lui est offerte justement par une division entre la femme et la mère[1], et aussi bien entre l'homme et le père : cette division irrésolue permet à l'enfant de poser ses propres choix, pour s'inventer au-delà des projets qui ont présidé à sa conception. C'est par le fait qu'il n'est pas tout pour son père ou sa mère, et qu'eux-mêmes ne sont pas tout pour lui, que l'enfant peut paradoxalement trouver la voie de son propre devenir. La provenance des enfants par la science, en renforçant le côté énigmatique de la venue au monde d'un enfant, lui offre paradoxalement d'autant plus d'espace pour advenir, du fait de n'être pas réductible aux seules initiatives de ses parents.

Trop souvent la clinique périnatale ne prend ses repères que dans l'établissement de la parentalité. Plus on parle de parentalité, moins on laisse de place à la sexualité, au destin de la sexualité dans la parentalité, dans la maternité, dans la paternité. Pourtant c'est une question tellement importante après une grossesse et un accouchement, comme pour cette jeune

mère qui envoie à un proche ce message si juste et didactique :
« Je suis chez le coiffeur, je récupère la femme dans la mère. »
C'est une question centrale que parfois les savoirs périnataux
empêchent d'aborder. Bien sûr il y a l'accès plus ou moins
difficile à la parentalité pour les couples, mais cela ne devrait
pas recouvrir la question de la sexualité qui est aussi au centre
de ce qui se joue dans la clinique périnatale. En tenir compte
est une autre condition nécessaire pour qu'une place puisse
être donnée à l'enfant.

Une difficulté paradoxale des procréations médicalement
assistées tient au fait que celles-ci redoublent le déni de la place
de la sexualité dans la procréation. On devient parent par la
science plutôt que par le fait de passer par les défilés de la
sexualité. Certains n'arrivent pas à se penser comme les parents
par le fait d'avoir passé par des tiers dans la conception. Même
si ce sont leurs gamètes qui ont été utilisés, ils ne se sentent
pas les parents biologiques de l'enfant. Certains ne réalisent pas
vraiment sur le plan subjectif que c'est leur enfant. Certains
donnent le prénom du gynécologue à l'enfant. L'enfant leur
est arrivé par d'autres. Ils doivent construire un lien sur une
béance, à partir d'une conception qui a été réalisée hors d'eux,
à l'extérieur des corps, peut-être aussi décalée dans le temps
s'il y a eu cryoconservation des gamètes ou du zygote. Bref,
penser le lien entre sexualité et procréation est d'autant plus
difficile qu'il y a eu une procréation médicalement assistée.

Finalement les parents qui procréent de façon médicalement
assistée retrouvent leur position d'enfants par rapport à leurs
propres parents. Les enfants n'imaginent pas en effet la sexualité
des parents. Pour eux, le seul couple est celui du père et de la
mère, pas celui de l'homme et de la femme. Les enfants s'en

tiennent ainsi au déni de la sexualité des parents, n'imaginant pas que ceux-ci étaient en fait très occupés à faire autre chose en les faisant, pour reprendre la formule saisissante de Pascal Quignard[2]. Avec les procréations médicalement assistées, ce sont d'autres qui sont occupés. Que faisaient donc les parents ? La question reste entière.

Bref, le lien à la sexualité est difficile à penser dans toute procréation. Peut-être encore plus dans les procréations sexuellement assistées que dans les procréations médicalement assistées. Le court-circuit de la sexualité peut soulager le sujet de cette question cruciale de son origine sexuelle. Cela d'autant plus que les procréations médicalement assistées mettent en jeu la disjonction entre la procréation et la sexualité qui est au centre de ce que Freud désigne comme les théories sexuelles infantiles[3], ces théories que l'enfant construit autour du fait de savoir d'où il provient.

D'où viennent les enfants ? Les théories issues de cette question ont toutes comme point commun d'évacuer le sexe dans la conception des enfants. On passe par tous les orifices du corps sauf par le sexe, qui est précisément écarté du processus de la procréation. Comme cet enfant que j'ai rencontré pour des crises d'angoisse à répétition après une amygdalectomie. Il craignait l'arrêt cardiaque, qui était aussi la peur de ses deux parents qui avaient chacun perdu leur père d'une mort cardiaque alors qu'eux étaient encore enfants. Ce petit patient lors d'une des consultations me dit qu'il avait peur et que sa peur était une peur de mourir. Je lui demande ce que c'est pour lui la mort. Il dessine un cœur qui s'arrête, en faisant une croix dessus et en se précipitant ensuite sur le sol en mimant une défibrillation. Il s'arque spasmodiquement en m'expliquant que c'est ça, la mort : une mort cardiaque et une réanimation à la fois. Ensuite il reprend son dessin tout en se teignant soigneusement parallèlement les ongles en rouge avec un stylo-feutre, en me précisant qu'il est devenu fille. Dans la suite de ses associations, le cœur devient une oreille, et voilà une graine qui entre par cette oreille. Celle-ci se métamorphose en un ventre qui porte un enfant : tout s'enchaîne comme s'il avait voulu traiter la mort par la reproduction. Il n'est plus que dans cet imaginaire procréatif qui l'amène jusqu'à la naissance de cet enfant qui sort justement par la cuisse, tel Dionysos.

Les enfants, chercheurs assidus sur la question de leur origine, construisent donc une infinité de fictions dont les montages sont finalement bien plus sophistiqués que ce que peuvent les biotechnologies de la procréation : on peut concevoir par la bouche, par l'oreille, sortir par le nombril, par le ventre, même par la cuisse comme dans l'exemple mentionné ci-dessus. Pourtant, certains de ces scénarios sont aujourd'hui concrètement réalisés par les artifices des procréations médicalement assistées. Comme les zygotes cryoconservés qu'on va chercher dans un congélateur, comme la cigogne qui va chercher les enfants sous l'eau gelée d'un étang avant de les amener aux futurs parents.

Quoi qu'il en soit, il s'agit de réaliser que les procréations sont fortement marquées par d'autres dimensions que celles des conditions biologiques de leur réalisation. Tout évolue entre, d'une part, un défaut de représentations de ce que représente effectivement la procréation et, d'autre part, un excès de représentations, ou plus exactement des images concrètes qui sont produites lors de la réalisation technologique de la procréation. Certains substituent ces images au mystère de l'origine, stimulées par les brouillages biologiques de la reproduction rendus possibles par les développements récents des biotechnologies. Et cet excès de représentations se révèle rejoindre d'ailleurs plutôt les constructions subjectives de la filiation, au-delà de toute réalité concrète, avec par exemple les théories sexuelles infantiles telles qu'on vient de les discuter, auxquelles il faut ajouter les inventions des romans familiaux qui évoquent une procréation qui ne serait pas le fait de ceux qui se présentent comme les parents de l'enfant. Dans son roman familial, comme l'énonce Freud, l'enfant cherche à substituer aux parents biologiques d'autres figures, plus satisfaisantes par rapport aux espoirs qu'il entretient quant à son origine et à sa place dans le monde. Au-delà de toute réalité biologique, le sujet a tendance « à corriger l'existence telle qu'elle est[4] », y compris la réalité biologique de sa conception sur la base d'un fantasme servant à accomplir un désir « où les deux parents se trouvent remplacés par d'autres, plus distingués[5] ».

Les procréations médicalement assistées contournent le sexe finalement un peu de la même manière que les théories sexuelles infantiles. En cas de don de gamètes ou de zygotes, elles réaniment aussi la problématique du roman familial. En cela elles ne font que redoubler ce qui est au cœur de toute construction psychique pour penser l'énigme de la procréation. Les procréations médicalement assistées redoublent techniquement ce qui est déjà réalisé sur le plan fantasmatique. On ne peut donc ramener au seul fait de la procréation médicalement assistée ce que le sujet produit comme représentations dans ce type de situation. Toute procréation, sur le plan subjectif, élimine le sexe. Entre sexualité et procréation, il y a toujours un hiatus : on ne fait pas le lien. C'est ainsi qu'on pourrait dire que finalement nous sommes tous issus de procréation médicalement assistée – un mode de procréation qui corres-pond tout à fait à nos fantasmes issus des théories sexuelles infantiles qui supposent bel et bien une procréation qui ne passe pas par le sexe !

Il faut réaliser à quel point en même temps les procréations médicalement assistées montrent, justement par défaut, la place du sexe dans la procréation. C'est peut-être ce fait paradoxal qui rend les débats sur le droit de procréer à travers une assistance médicale si passionnés et agite les commissions d'éthique autant que les débats religieux ou parlementaires. En contournant le sexe, les procréations médicalement assistées le désignent.

C'est pour cela aussi que, curieusement, alors qu'ils tentent d'avoir un enfant en dehors de l'acte sexuel, les couples introduisent des connotations sexuelles au moindre geste, au mot le plus anodin, à l'objet le plus insignifiant de la clinique. La sexualité est pourvoyeuse de significations, à tort et à travers : tout peut avoir un sens sexuel dans cette clinique. Ils prennent l'injection intracytoplasmique de spermatozoïde comme une scène sexuelle, une scène de violence, une scène de pénétration, un viol. Certains sexualisent la personne qui aurait choisi le spermatozoïde et réalisé la conception sous le microscope. Il y a aussi toutes les superstitions qui se développent dans les centres de procréation artificielle – ainsi, pour faciliter la conception, il ne faudrait pas que les techniciennes utilisent des produits de maquillage ni de vernis à ongles ni de parfum, même pas de cirage... On mesure en tout cas à quel point inconsciemment la question sexuelle est au centre des procréations médicalement assistées alors qu'elle est plutôt évacuée comme on l'a vu dans une procréation traditionnelle[6].

Un des points de butée de la procréation est en effet la relation entre la sexualité et la procréation. C'est une relation impensable, comme d'ailleurs la sexualité elle-même qui bute sur ce fameux « non-rapport sexuel » que pointe Lacan à de multiples reprises dans son enseignement. Que veut dire ce non-rapport, si ce n'est qu'il n'y a pas de mode d'emploi du sexe pour l'humain, que celui-ci ne dispose plus du programme direct de l'instinct[7], que rien n'est inscrit à son propos, qu'il n'y a aucun savoir écrit ?

Borges, dans son texte « La secte du Phénix[8] », fait de la sexualité un secret fondamental, mystérieusement transmis de génération en génération, malgré toutes les vicissitudes vécues par l'espèce humaine. À travers ce secret, l'humain a aussi la capacité de se reproduire – même si ceux qui le reçoivent ne veulent pas admettre que leurs ancêtres se soient « rabaissés à de semblables manèges ». Dans ce petit texte, Borges rend énigmatique l'acte sexuel[9] : on ne comprend pas d'abord de quoi il s'agit. Le secret est dévoilé sur un mode allusif, jusqu'à ce qu'il s'impose de façon évidente. Borges en parle comme d'un secret transmis sans être enseigné, qui concerne un acte en soi banal et momentané, qui ne réclame pas de description, dont le culte ne s'accompagne d'aucune célébration. Des ruines, une cave ou un vestibule sont des lieux propices. Bien que sacré, il n'en est pas moins ridicule, l'exercice en est furtif et clandestin, ses adeptes n'en parlent pas, pourtant tout le monde le connaît… Cet acte sur lequel se fonde la secte est ainsi maintenu secret, si secret qu'on ne veut rien en savoir, qu'on veut ignorer sa place dans sa propre origine, jusqu'à Borges qui dans un entretien livre une confidence dont il fait la clé du texte : « J'ai entendu parler de cet acte quand j'étais petit garçon, j'ai été scandalisé à l'idée que mon père et ma mère l'avaient accompli. C'est une découverte stupéfiante, non ? Mais on ne peut dire que c'est un acte d'immortalité, un reste d'immortalité[10]. »

S'il n'y a pas de mode d'emploi du sexe, il y a un secret qui se transmet sans qu'on le sache. Et ce secret amène aussi à se reproduire. Pourquoi donc à partir d'un certain moment la nécessité de faire un enfant, parfois à tout prix, s'impose-t-elle pareillement ? On connaît la fonction de suppléance qu'assume l'enfant. Un jour ceux qui sont ensemble, qui vivent ensemble butent sur un non-rapport[11]. Que font-ils là tous les deux ? Quel sens peuvent-ils donner à tout cela, à ce qu'ils vivent en étant deux ? C'est que, dans le rapport de l'homme et de la femme, à partir du moment où il est consommé, reste toujours ouverte une béance[12]. On retrouve cette béance tout au long de la série, qui va de la sexualité à la procréation, puis de la procréation à la gestation, enfin de la gestation à la naissance. C'est là le problème de toute procréation[13].

La conception d'un enfant donne un autre sens à la vie sexuelle. C'est peut-être ce qui pousse un couple à un certain moment de son histoire à se reproduire. Certains semblent même être sous la pression impérieuse de faire un enfant. C'est ce qu'on constate dans les centres de médecine de la reproduction, au point parfois de se demander pourquoi la conception d'un enfant s'impose à un moment avec un tel registre de nécessité impérative, au point de ne plus permettre de se sortir de l'idée d'en vouloir un, de faire un enfant : un enfant du besoin, un enfant à tout prix, plutôt qu'un enfant du désir.

Avec le paradoxe que la décision de renoncer aux stratégies de procréation médicalement assistée fait parfois qu'une procréation peut enfin se réaliser sexuellement dans le couple – comme si le fait d'avoir cessé de vouloir à tout prix libérait la potentialité de procréer. La clinique de la procréation, qu'elle soit issue de la sexualité ou qu'elle soit assistée, est très souvent pleine de surprises, au-delà de toute maîtrise.

5

Le père dans la procréation

Il faut être deux pour procréer, y compris dans les procréations médicalement assistées, qui restent des procréations sexuelles, même si elles court-circuitent les relations sexuelles dans la conception. À moins d'en passer par le clonage, il faut effectivement être deux pour faire un enfant.

Comme l'énonce Claude Lévi-Strauss à partir de la structure des mythes de parenté, un vient de deux[1]. Mais avec qui chacun le fait-il ? La femme qui porte l'enfant, et qui va le mettre au monde, l'a-t-elle vraiment fait avec l'homme avec lequel elle l'a conçu, ou s'agissait-il d'un autre, inconsciemment – de son propre père, du premier homme aimé, ou d'un amour impossible ? De toute façon, cela aurait pu en être un autre. Parfois, cela aurait dû l'être. Pourquoi cet enfant a-t-il été conçu avec cet homme-là ? Face au nombre de circonstances qu'il a fallu pour que ce soit lui et que ce soit elle, on peut rester perplexe. Cela aurait pu être un autre homme, une autre femme mais, finalement même avec cet homme-là et avec cette femme-là, cela aurait pu être un autre spermatozoïde et un autre ovule. Tout cela est d'abord issu de la rencontre et de la contingence.

Qu'en est-il de tout cela quand en plus il s'agit d'une procréation assistée ? Même si le fait qu'« un vient de deux » est respecté, le vertige de l'origine persiste. Il se multiplie même. Il peut toucher tant le père et la mère dans leur démarche de procréation assistée que ceux qui ont participé professionnellement à la conception. Le vertige peut prendre aussi ceux qui ont procédé à la procréation. Avec les procréations médicalement assistées, des tiers s'introduisent en effet dans la procréation, dont le gynécologue. Certains ont l'impression d'être court-circuités, ne se sentant pas eux-mêmes les parents de leur enfant même si celui-ci est issu de leurs propres gamètes. Parfois le gynécologue peut prendre pour eux une figure de géniteur, laissant le père au second plan. Au point que certains enfants portent le prénom du médecin de la reproduction qui a participé à la procréation assistée. Le gynécologue peut occuper, tant pour le père que pour la mère, la place du procréateur, du démiurge qui a permis la création inespérée d'un enfant qu'on n'attendait plus.

Des fantaisies parthénogénétiques peuvent apparaître, comme si l'enfant était issu d'un seul. Comme cette mère qui parle devant son mari de « notre spermatozoïde[2] ». Mais cela peut aussi être le père qui est envahi de ce type de fantaisie, comme cet homme qui a dû subir une biopsie de tissu testiculaire pour permettre la procréation, l'opération étant réalisée dans une maternité, sur une table d'opération selon lui réservée aux femmes, avec une équipe habituellement destinée à travailler avec des femmes. Par la suite, il vivra l'enfant qui en est issu comme étant d'abord le sien, produit à partir de son tissu testiculaire, suite à une opération où il s'est vécu homme et femme à la fois, tout en étant pris par un fantasme parthénogénétique masculin. Quoi qu'il en soit, ce type de position masculine révèle peut-être un désir de maternité inconsciemment à l'œuvre, tel que celui qui est mis en acte dans les cultures où se pratique un rituel de couvade, qui permet de le traiter symboliquement.

Peut-on vraiment savoir ce que veut dire être père au sens de procréer ? C'est une question qui subjectivement peut rester sans réponse : « La sommation de ces faits – copuler avec une femme, qu'elle porte ensuite quelque chose pendant un certain temps dans son ventre, que ce produit finisse par être éjecté – n'aboutira jamais à constituer la notion de ce que c'est qu'être père[3]. » C'est ainsi que, comme l'écrit encore Lacan : « L'interrogation qu'est-ce qu'un père est posée au centre de l'expérience analytique comme éternellement non résolue[4]. »

On pourrait prendre l'exemple la technique de l'injection intracytoplasmique de spermatozoïdes (ICSI), qui vise en particulier à pallier les stérilités masculines, avec un spermatozoïde directement prélevé dans le canal déférent ou dans un fragment de testicule. Voilà une technique où le père peut enfin être considéré comme certain. Curieusement, ce qu'enseigne la clinique, c'est que ce n'est pas le cas. Le sujet s'arrange pour rétablir un père incertain, déplaçant le doute sur la paternité vers un doute sur le choix du spermatozoïde. Un père imagine que le gynécologue aurait pu choisir le millionième qui aurait donné une maladie génétique, ce qui est un comble pour quelqu'un qui souffre d'oligo-azoospermie. Un autre reste perplexe face à l'idée de la personne qui a choisi le spermatozoïde, imaginant une laborantine pressée, prise par la perspective d'un rendez-vous galant, qui, avec une pipette tenue distraitement dans ses doigts aux ongles peints, avec le tintement des bracelets qui s'agitent à son poignet, décide de l'enfant à venir en saisissant celui-ci plutôt que celui-là. Certains pères parlent aussi de l'injection intracytoplasmique de spermatozoïde, qui est une procréation autologue, c'est-à-dire respectant la filiation biologique, comme s'il s'agissait d'une insémination par donneur, hétérologue, vivant cette technique comme si le spermatozoïde impliqué n'était pas le leur. D'autres encore imaginent une erreur toujours possible de l'équipe de médecine de la reproduction, qui aurait croisé deux échantillons.

Il n'y a en tout cas aucune réponse toute faite à la question de savoir ce qu'est un père. Cette question reste fondamentalement irrésolue. On pourrait même en déduire que c'est en tant que cette question reste sans réponse que la fonction paternelle peut se déployer et opérer. C'est ce que nous montrent de façon surprenante ces situations de procréation assistée avec injection intracytoplasmique de spermatozoïde, où les pères semblent avoir besoin de rétablir l'incertitude, comme si la certitude biologique de leur paternité leur barrait la route d'une mise en place de la fonction paternelle.

Le rôle du père dans la procréation semble devoir rester énigmatique. La question de la place de la sexualité, si fulgurante du côté du père, peut se trouver mise à l'écart, difficile à loger dans le processus de la procréation, malgré ses profondes racines anthropologiques. On suppose à l'origine des temps une prépondérance d'un ordre matriarcal[5], et ce serait la découverte du rôle de la sexualité dans la procréation qui aurait été à l'origine de l'institution du patriarcat, mettant en avant une filiation paternelle, symbolique, dissociée de l'enracinement naturel de la maternité dans la grossesse et l'accouchement[6].

Au-delà de la sexualité ou du laboratoire, il s'agit de retrouver à propos du père dans la procréation les dimensions d'un désir qui reste énigmatique. Le doute du père sur sa place dans la procréation est un doute libérateur, qui crée un vide, un espace pour s'inventer en tant que père face à la venue d'un enfant qui ne réalise pas seulement le lien entre un homme et une femme, mais aussi entre les générations.

Par rapport à cela, la procréation médicalement assistée, et la certitude biologique qu'elle implique quant à la procréation, constitue une fausse réponse de plus face à une vraie question, qui persiste et insiste, celle de savoir ce qu'est un père. Ce fait clinique, révélé de façon surprenante par les procréations médicalement assistées autologues, montre à quel point la question du père, de sa fonction, est à situer dans un au-delà de l'horizon de la procréation[7]. Elle doit peut-être paradoxalement rester irrésolue pour que la fonction du père puisse opérer, pour ouvrir un espace à l'enfant[8], pour lui indiquer une sortie possible[9], une voie au-delà des déterminants auxquels il est soumis, y compris ceux des conditions de sa conception.

Il en sera de même pour l'enfant. Son origine doit lui rester suffisamment énigmatique pour qu'il puisse construire son identité et trouver la voie de son désir. Finalement, le sujet préfère tout imaginer, plutôt qu'être un produit de la sexualité pour venir ensuite au monde *inter feces et urinas*. On mesure à quel point l'origine de l'enfant ne peut être seulement ramenée à la réalité de sa procréation et à la technique utilisée. Pour chaque sujet, au un par un, les choses se jouent bien au-delà du laboratoire.

6

Sosie : être un autre

L'*Amphitryon* de Molière met en scène l'origine et l'identité comme étant en prise avec une irréductible altérité dont personne ne peut jamais vraiment se déprendre. Jupiter désire Alcmène, la femme d'Amphitryon. Métamorphosé en Amphitryon, il passe une nuit d'amour avec Alcmène alors qu'Amphitryon est à la guerre. Mais celui-ci revient plus tôt que prévu. Sosie, son valet, est chargé d'annoncer son retour. Mercure, le messager de Jupiter, métamorphosé en Sosie, rencontre Sosie et fait tout pour empêcher Sosie de remplir sa mission. Jupiter après sa nuit avec Alcmène remonte au ciel. Mercure en Sosie rencontre Cléanthis qui le prend pour Sosie, qui lui reproche d'être distant avec elle sans saisir qu'il n'est pas Sosie. Si Jupiter en Amphitryon a pris Alcmène, Mercure en Sosie se refuse à Cléanthis avant de remonter aussi dans les cieux. Sur terre, tout le monde se dispute dans des imbroglios infinis, si bien que Jupiter revient toujours en Amphitryon et Mercure toujours en Sosie. Amphitryon et Jupiter toujours transformé en Amphitryon se rencontrent et Amphitryon tente de se venger en voulant tuer l'imposteur qui est lui-même aussi bien. Finalement Jupiter apparaît et livre les clés de l'imposture qu'il reconnaît tout en disant qu'Amphitryon n'a pas de raison d'être jaloux et qu'il devrait être plutôt honoré que le roi des dieux ait pris sa place tout en annonçant qu'Alcmène est enceinte de lui et donnera naissance à Hercule.

Qui est qui ? Qui vient de qui ? L'*Amphitryon* de Molière brouille les origines et les identités, au point qu'on ne sait plus soi-même qui on est. Est-on vraiment assuré d'être soi ? Est-on vraiment issu de ceux qu'on pense être ses parents, ou faut-il chercher quelque dieu passé par là ? Après l'*Amphitryon* de Molière, on ne peut plus croire ni à l'origine ni à l'identité, ou en tout cas on risque bel et bien de se perdre dans les mirages imaginaires – les « mirginaires » comme le dit Lacan – qui peuplent le monde et qui sont au centre d'une séance du *Séminaire* de Lacan entièrement consacrée à Amphitryon[1].

La scène d'Amphitryon se passe à Thèbes, la ville qu'Œdipe pense ne pas être la sienne et qui est celle où il accomplira l'oracle qu'il voulait fuir. Œdipe est-il de Thèbes ou de Corinthe ? Adopté par Polybe et Mérope, il est bien de Corinthe. Conçu par Laïos et Jocaste, transgressant l'interdit de procréer[2], il est bien de Thèbes. L'*Œdipe-Roi* de Sophocle est aussi la tragédie du doute sur l'identité. Ne peut-on que se tromper sur son origine ? L'identité qu'on pense avoir n'est-elle qu'un piège qui nous trompe ? Celui qu'on croit être « je », est-il inévitablement un autre ? Le théâtre avec *Amphitryon* dit avec humour et rigueur le leurre dans lequel se fonde toute identité.

Celui qui dit « je » vient d'une image qui le constitue en même temps qu'elle le leurre. De toute façon, c'est l'autre qui le fait je, cet autre qu'est l'image qu'il voit. Cette image formatrice du je, c'est sur elle que Lacan pointe dans le stade du miroir[3], en la révélant constituante plutôt que constituée.

Cette image montre d'abord l'autre à partir duquel on devient ensuite soi.

Avec l'*Amphitryon* de Molière, on finit tout à fait troublés sur la question de l'identité, de l'origine. L'identité peut être troublée dès l'origine. C'est bien la question en jeu dans les procréations assistées. Avec qui un homme fait-il un enfant ? Avec qui une femme fait-elle un enfant ? Ici, c'est clair : elle le fait avec dieu, Jupiter ! Et cet enfant est Hercule. C'est ainsi qu'il n'y a pas que dans les biotechnologies qu'on se trompe sur qui on est, et pourquoi pas aussi de qui l'on vient. Troubler l'origine trouble l'identité, et *vice versa*. Non seulement on peut se tromper sur qui on est, mais en plus on a peut-être été conçu avec quelqu'un d'autre que celui que l'on pensait. Il faut chercher ailleurs que chez les protagonistes qui se proposent comme étant les parents. C'est bien ce qui est en jeu aussi dans les théories sexuelles des enfants et leurs romans familiaux. Tous les enfants sont des Molière qui travaillent comme lui sur la question de l'origine, pour la mettre en scène à leur façon. Il est inimaginable qu'il ait été fait avec cet homme-là qui est le père, et avec cette femme-là qui est la mère. Peut-être a-t-il été trouvé ? Il ne peut être que le fils d'un autre, d'un dieu, d'un personnage fameux.

L'origine n'est pas à l'origine de l'identité. L'identité est à construire quelle que soit l'origine. C'est aussi valable par rapport à l'origine biologique. C'est la leçon de la façon tout à fait extraordinaire dont Jupiter déclare à Amphitryon la procréation et qu'Alcmène porte le fruit de son union avec elle, qui est Hercule. Il s'agit d'un tout petit instant dans la pièce, mais d'un instant très fort. Avec la question qui nous est laissée de savoir ce que chacun des protagonistes va faire de cette déclaration. Ici, c'est le maître des dieux qui le dit.

Aujourd'hui, c'est plutôt la biologie qui peut déclarer la vérité d'une procréation ou d'une filiation. Certains cherchent cette vérité dans les tests de paternité, qui sont de plus en plus demandés à la médecine ou même commandés sur Internet. La question pour chacun est de savoir s'il n'y a pas méprise, tant sur l'origine que sur l'identité.

Un vient de deux, mais les deux dans *Amphitryon* sont chacun deux, les deux sont quatre, et parmi eux il y a aussi des dieux. On ne sait plus comment s'y retrouver quant à l'identité. Et tout cela débouche sur la révélation d'une procréation qui brouille l'origine. Il y a vraiment de quoi faire du côté des enfants de la science. Finalement, c'est un thème classique. La déclaration faite par Jupiter de la venue d'un enfant de lui qui est un dieu avec une femme n'est pas sans parenté avec la thématique de l'Annonciation[4].

Molière fait tout vaciller dans *Amphitryon*. Il y a beaucoup de monde pour chaque identité. C'est le cas dans toute construction de soi, dans l'établissement d'une identité qui reste une fiction pour soi-même – une fiction que chacun s'est construite à partir de ce qu'il trouve autour de lui en venant au monde, une fiction qu'il établit aussi à partir du regard des autres sur lui, et de leurs récits. C'est ainsi que « l'homme est ce personnage qui se demande tout le temps s'il existe », comme le dit Giraudoux, que Lacan cite à propos d'*Amphitryon*[5], où chacun reste avec un doute de chacun sur qui il est, et s'il existe vraiment.

Comment donc finalement s'y repérer ? On ne peut en rester aux leurres de l'identité. Freud raconte dans *Psychopathologie de la vie quotidienne* qu'il voit le reflet d'un homme dans la vitre d'un train. Il est pris par un sentiment d'étrangeté, jusqu'au moment où il réalise que cet homme, qu'il voit dans un reflet, c'est lui-même[6] ! Un ami m'a relaté une expérience quelque peu différente de celle de Freud. Il s'agit d'un professionnel de l'image, dans le monde du cinéma, il est dans le métro, dans lequel il y a l'effet miroir dans la nuit sur les vitres, et il se voit. Il médite quelque peu, de station en station, et pense, en voyant son reflet, qu'il a épaissi, qu'il s'est un peu voûté, finalement qu'il est tout de même un peu vieilli. Il est dans un dialogue avec lui-même à propos de son image. Le métro arrive à une station, les portes s'ouvrent, et son reflet disparaît. C'était quelqu'un d'autre !

Dans *Amphitryon*, l'inquiétude est effectivement présente dès le départ et elle chemine tout au long de la pièce, de protagoniste en protagoniste, mais d'abord avec Sosie. Il y a bien sûr la rencontre de Sosie avec cet autre lui-même qui est lui et qui le laisse perplexe sur le fait de savoir qui il est et s'il est vraiment celui qu'il est. Mais il y a aussi cette maison familière qui parfois se révèle inaccessible, avec toute la symbolique autour de la maison, qui devient soudain le lieu du sexuel, la forteresse de l'amour dans laquelle on ne parviendra jamais à pénétrer, là où Hercule est procréé, avant que quiconque le sache.

La maison familière apparaît ainsi à Sosie comme étrangère[7]. L'origine reste étrangère au sujet. Il n'était pas là quand on le faisait. Il n'a pas participé à sa propre conception. Ceux qui l'ont conçu étaient eux-mêmes occupés à autre chose[8]. Bref, il s'est trouvé d'abord exclu de ce qui le concerne au plus haut point. Exclu comme Sosie qui est même exclu de lui-même. Exclu comme Amphitryon, même si lui au contraire pense ne pas l'être, en revenant en général victorieux, sûr de ses droits, prêt à recevoir les honneurs de sa femme, sans s'imaginer être trompé par lui-même, qui est en fait Jupiter métamorphosé en lui-même. Lui trompé par le dieu suprême, alors qu'il s'imaginait être lui-même un dieu pour sa femme !

Une fois qu'Amphitryon apprend ce qu'il en est, il reste pétrifié, sidéré, sans voix. Il est face à un trou noir, dans lequel il ne parvient pas à pénétrer. Jupiter sait qu'il est Jupiter, Sosie sait qu'il n'est personne et il n'a donc aucun problème à se complaire dans le désir sexuel, le désir alimentaire ; Amphitryon, lui, est un personnage entre les deux, coincé entre son désir sexuel pour sa femme et son désir d'ascension sociale, tiraillé entre le surmoi et le désir, pris entre deux. D'où sa pétrification. Il reste médusé comme le suggère ce magnifique tableau du Caravage où le visage de Méduse est représenté dans un miroir précisément censé pétrifier le spectateur. On pense aussi au mythe de Narcisse qui, perdu dans la contemplation de sa propre image, en perd la voix et entraîne la nymphe Écho dans un destin où elle n'est plus qu'une voix. Amphitryon reste là à la fin sans recours.

Un réel sexuel s'est joué sans lui. Le réel d'une origine est en jeu duquel il s'est trouvé exclu. Il est face à l'ombilic du monde, l'ombilic de l'origine qui, tel l'ombilic du rêve, ne peut être traité, ne peut être réduit. De même pour Alcmène. Comme le dit Jupiter, ce qu'Alcmène a reçu, elle l'a reçu d'Amphitryon, et non de lui. Tout en étant le dieu, le procréateur, il n'a pas de place – d'une certaine manière comme le médecin de la reproduction. Sauf que Jupiter a été l'agent de la sexualité, mais en raison du leurre sur l'identité, il était finalement Amphitryon, celui qu'Alcmène aime, désire.

On s'y perd totalement. On se trompe sur tout. Tout ce que l'on croit peut s'avérer faux. Comment se repérer quand la limite entre le familier et l'étrange se révèle si fragile, lorsque l'inquiétante étrangeté est toujours prête à faire irruption ? Qui est-on vraiment ? D'où vient-on ? C'est là que Lacan dans sa discussion, au-delà de la question de l'origine et de l'identité, propose le repère du désir qui, même divisé, permet au sujet d'orienter sa vie à partir de cette boussole, pour lui permettre la construction de ce qu'il va devenir, quelle que soit pour lui l'énigme de savoir d'où il vient ou qui il est.

7

Les nouveaux modes d'origine

Les procréations médicalement assistées bouleversent le champ de la procréation : peut-on dire qu'elles introduisent de nouveaux modes d'origine ? L'inédit fait son entrée sur la scène. On peut fabriquer la vie de façon nouvelle : ces nouvelles façons de faire interrogent. Mais, comme on l'a montré, l'origine est d'abord ce qui est fondamentalement impensable. Finalement, il n'y aurait pas de nouveaux modes d'origine mais plutôt de nouveaux types de butées sur l'impossibilité de penser l'origine. Finalement, les nouveaux modes d'origine seraient d'abord de nouvelles manières de toucher au défaut structural du symbolique[1], à son impossibilité d'arriver à dire l'origine : il ne s'agirait donc pas de nouveaux modes d'origine mais de nouveaux modes de faire avec le réel insaisissable de l'origine.

Mais pas seulement : les nouveaux modes d'origine, rendus possibles par les avancées des technologies de la procréation, peuvent être aussi connectés à des désirs, qui se trouvent être revendiqués comme des droits. Les avancées technologiques permettent au désir de franchir de nouvelles limites. Et la loi est toujours en retard sur la science et les technologies qui en résultent, jusqu'à produire des situations nouvelles où le désir offense la loi[2]. Les nouveaux modes d'origine introduisent en effet à de nouveaux modes de jouir. Les procréations assistées ne concernent plus seulement le traitement de la stérilité, mais des demandes nouvelles liées à des choix de vie : désir de faire un enfant tout seul ; couple fertile mais qui se refuse à la sexualité ; désir de faire un enfant plus tard, décalé dans le temps à partir de gamètes ou de zygotes cryoconservés. Il y a aussi la demande des couples homosexuels de pouvoir procréer : une demande sociétale qui implique l'usage de nombreuses techniques médicales qui vont du don de gamètes, à la gestation pour autrui, et peut-être un jour la possibilité d'une gamétogenèse *in vitro*. On pourrait citer encore la demande procréative des transsexuels, à travers le droit revendiqué de conserver les gamètes du sexe initial pour permettre une procréation ultérieure (position de donneur de sperme chez un sujet devenu femme ou, de façon plus complexe, conservation de l'utérus chez une femme devenant homme). La liste de ces demandes nouvelles est infinie. Et tout cela change très vite. On se trouve une fois de plus pris de vertige. Ces possibilités nouvelles déboussolent aussi par les nouveaux modes d'alliance et de filiation qu'elles impliquent. On ne sait plus ce qu'il faut accepter ni où mettre des limites. Peut-être que le monde est aussi en train de changer plus vite que notre capacité de le penser.

Peut-être que le changement le plus important sera la connexion de la procréation aux potentialités prédictives rendues possibles par le séquençage du génome, qui est de plus en plus accessible[3]. On passerait insidieusement des nouveaux modes d'origine aux nouveaux modes de prédiction, de fabrication d'un futur qu'on voudrait maîtriser dès l'origine. On va peut-être vers une médicalisation de la procréation, à visée prédictive, qui constituera le véritable enjeu des nouveaux modes d'origine[4].

Mais que savons-nous réellement de la vie ? Quels que soient les nouveaux modes d'origine, ceux-ci ne nous livrent pas son secret, qui dépasse toutes les manipulations qu'on peut faire pour la produire. Le surgissement de la vie est finalement ce qui est le plus impossible à imaginer[5]. Accéder au savoir de ce qu'est la vie, c'est l'interrogation qui est au centre du livre de Mary Shelley, *Frankenstein ou le Prométhée moderne,* et qu'elle prête à son héros, Victor Frankenstein : « Je me demandais souvent d'où provenait le principe de vie. C'était une question audacieuse : elle avait toujours été considérée comme un mystère[6]. » On le sait, Victor Frankenstein essaie de traiter à sa manière cette question qui l'habite, en cherchant à donner vie à un assemblage de matière inanimée. Pour trouver les causes de la vie, il a choisi d'étudier des étapes de décomposition des corps : « Après des jours et des nuits de labeurs et de fatigues, j'ai réussi à trouver la cause de la génération et de la vie. Je devins même capable d'animer la matière inerte [...]. Je savais préparer un corps pour recevoir la vie[7]. »

Victor Frankenstein est donc devenu le maître de la vie. Cela ne lui a pas donné, par contre, le moyen de maîtriser les méfaits de sa créature. En particulier lorsque celle-ci lui fait une demande qui le laisse démuni, à savoir d'obtenir l'amour : « Si je suis malfaisant, c'est que je suis malheureux [...]. Vous devez créer pour moi une femme avec qui je pourrai vivre et échanger ces sentiments affectueux nécessaires à tout être vivant[8]. » Pourquoi Victor Frankenstein refuse-t-il de répondre à cette demande ? Sa créature lui énonce pourtant que s'il peut aimer ou être aimé, il sortira de sa destructivité : « Pour l'amour d'une seule créature, je ferai la paix avec le genre humain tout entier[9]. » Victor Frankenstein refuse d'accéder à cette demande par crainte que ce couple donne naissance à une lignée qui perpétue la monstruosité[10] : il a en effet la conviction que la reproduction sexuelle et la généalogie sont les dimensions les plus impossibles à maîtriser, encore plus que la vie de sa créature. Si Victor Frankenstein a réussi à créer la vie, il refuse à sa créature de la transmettre au-delà, de se perpétuer. Il lui refuse la lignée. Sa fabrication doit rester une création sans généalogie.

La fabrication de la vie par Victor Frankenstein aboutit à la violence[11]. Mais le mot violence est en lui-même équivoque. Il est à la fois du côté de la destruction et du côté de la vie. Sur le plan étymologique, il s'apparente d'une part au mot viol, à l'idée d'effraction, de domination, de négation de l'altérité ; de l'autre à l'idée de vigueur, de puissance, de force vitale[12].

Les indications sociétales des biotechnologies de la procréation font aller vers un monde nouveau. Celui-ci n'est peut-être pas encore pensable. On doit faire face à de nouvelles façons de procréer, de donner la vie, de la transmettre, ce qui passe aussi par de nouvelles façons de la concevoir, dans tous les sens du terme. L'inconcevable de la conception d'un enfant reste au cœur du questionnement quelle que soit la technique utilisée. Il s'agit de veiller à ne pas tomber dans les pièges du biocatastrophisme[13] et de se laisser aller sur la pente d'une tentation conservatrice. La version de Mary Shelley de l'*hubris* prométhéen est là pour nous indiquer une dialectique à introduire dans toute réflexion sur les nouveaux modes d'origine. En tenant compte de la place de la mort dans la procréation : c'est elle qui fait retour dans la destructivité de la créature produite par Victor Frankenstein.

Quoi qu'il en soit, le réel insaisissable de la création de la vie entre en jeu avec chaque conception. Le vivant dans sa survenue révèle qu'il n'y a pas d'explication possible à la vie, qu'on ne peut qu'y consentir. Consentir à la vie, c'est aussi consentir au mystère, « au mystère qui préside pour chacun à sa promotion à l'être, qui le fixe et l'oblige à un point dans l'espace, à un moment dans le temps[14] ». Être au monde, c'est une situation déjà en elle-même marquée par l'étrangeté : étrangeté d'être soi, de le devenir, à partir de cette série de hasards qui ont dû entrer en jeu pour produire la contingence[15] de la rencontre de cet homme-là et de cette femme-là, jusqu'à conduire à celle de ce spermatozoïde et de cet ovule. Chacun doit trouver ses solutions pour penser cet impensable. Finalement, tout ce qui concerne la conception, la filiation, l'histoire et la généalogie n'est que le traitement imaginaire et symbolique d'un réel inabordable de la création de la vie par une procréation, qu'elle soit issue de la sexualité ou assistée.

Qu'il s'agisse d'un nouveau mode d'origine, ou d'une procréation classique, l'enfant qui en est issu est corrélé au mystère de son surgissement. C'est ce mystère qui prédomine, et qui persiste au-delà de toute prouesse technique. C'est ainsi que toute procréation reste corrélée aussi à ce que Lacan désigne comme « non-rapport sexuel », au-delà de toute vie sexuelle. L'enfant vient en lui-même suppléer à ce non-rapport. Il est la preuve que quelque chose a eu lieu. Il donne sens à ce dont on ne peut finalement saisir le sens. On se reproduirait donc paradoxalement à partir du fait qu'il n'y a « pas de rapport sexuel ». Tout partirait d'une certaine impasse[16]. Il veut récupérer quelque chose de lui-même en se reproduisant, et en continuant à se reproduire. C'est ainsi qu'apparaît, comme le dit dans Jean-Luc Godard, « un désir maladif et fortement mortel d'être plus qu'un, un autre que soi, qui annonce votre mort[17] ». Formule saisissante qui montre que dans la reproduction se nouent le sexe et la mort, à travers un désir sur un fond d'impossible.

8

La mort dans la procréation

Dans toute démarche procréative, il faut loger la problématique de la mort. Si on ne le fait pas, celle-ci peut faire retour, comme le montre de façon dramatique l'impasse de Frankenstein. Entrer dans la vie, c'est aussi entrer dans le registre de la mort. La stérilité est souvent interprétée en termes de mort. C'est ainsi que le fait de procréer de façon médicalement assistée implique inévitablement un rapport à la mort. Il n'y a donc pas que le lien impensable entre sexualité et procréation[1] qui fonde l'irreprésentable de la procréation : une autre butée fondamentale scelle cet irreprésentable, c'est le lien de la procréation à la mort. On retrouve d'autant plus cette question lors de procréation médicalement assistée où la lutte pour procréer est aussi une lutte contre la mort de la lignée en jeu dans la stérilité. Ce lien entre la procréation assistée et la mort est peut-être d'autant plus rejeté de la scène procréative qu'il est là, insistant de façon sous-jacente au vécu de la stérilité.

Le lien entre la mort et la procréation est paradoxal, dans la mesure où la procréation est aussi investie comme une tentative d'échapper à la mort : comme l'énonce si bien Platon, la procréation vise d'abord la part d'immortel dans le vivant mortel[2]. La mort est donc présente dans la procréation à travers le projet de pouvoir s'y soustraire. À travers le fait de procréer, on cherche d'une certaine manière à échapper à la mort, à travers quelque chose de soi qui puisse persister au-delà de soi.

La perspective de penser les procréations médicalement assistées oblige donc à réaliser la place de la mort. La mort est au programme de la vie. D'un côté on vient au monde inachevé, de l'autre on est condamné à la finitude. La mort vient de façon incontournable avec la vie. Reste à savoir quelle mort, celle qui concrètement va mettre un terme à la vie, ou celle qui porte la vie, qui donne un sens à la vie par le fait que celle-ci a un terme[3] ? On ne sait pas d'où l'on vient, on ne sait pas plus quand et comment tout cela va finir : la perspective de la mort est indissociable du fait d'être vivant. La vie ne peut être abordable, vécue, réfléchie, que dans cette limite qui fait qu'on peut la perdre. C'est ainsi qu'on se retrouve tous suspendus entre le fait de venir au monde et le fait de disparaître – ce qui fait que « dans notre monde, la mort a une place énorme et en même temps incompréhensible[4] ».

La naissance introduit à la condition d'être mortel. La mort est inséparable de la procréation, comme le révèle à sa manière une question classique des mots croisés – condamné à mort, en deux lettres ? Réponse : né ! Mais malgré cette évidence, la mort comme l'origine nous restent inconnues. C'est ce qui fait que le destin humain se déroule entre deux irreprésentables, entre l'irreprésentable de l'origine et l'irreprésentable de la mort. « L'inconnu de la mise au monde confiée à l'inconnu de la mort[5] » : voilà ce qui fait le fond de toute procréation, qu'elle soit médicalement assistée ou pas. Mais les procréations assistées en forçant un destin posé comme stérile révèlent peut-être plus que toute autre procréation la place de la mort dans la procréation[6] – une mort à loger symboliquement[7], pour parer au risque qu'elle fasse retour dans la vie.

Mais qu'est-ce finalement que ce lien indéfectible entre la mort et la procréation ? Les humains seraient-ils devenus mortels du fait d'être sexués[8] ? La sexualité et la mort sont en effet considérées par la biologie comme étant apparues ensemble dans l'évolution[9]. La mort pourrait être vue à la fois comme une condition et une conséquence de la sexualité. La reproduction sexuelle amène à pouvoir procréer et se reproduire sous forme dissemblable et innovante[10], tout en restant pris dans une condition de mortel. On retrouve ce même lien dans le champ de la mythologie : avec le mythe de Pandore, celui du passage de l'autochtonie à la reproduction sexuée, qui introduit du même coup les humains au fait d'être mortels, donc à la génération[11].

Dans la mythologie grecque antique, la reproduction était non sexuée. L'autochtone, né du sol, jetait une pierre derrière lui pour fabriquer du même. Les autochtones étaient ainsi d'une certaine manière immortels. Dans le mythe de Pandore, à travers l'intervention d'une première femme[12], les humains passent de l'autochtonie à la reproduction sexuée. Ils deviennent du même coup mortels, se succédant, différents les uns des autres, dans les générations. Les humains sont donc introduits à la mort, en même temps qu'à la reproduction sexuelle et à la généalogie.

Essayons de retracer les étapes du mythe. Pandore, la première femme, est en fait une créature seconde, un artifice divin, « un cadeau empoisonné » que Zeus fabrique avec l'aide d'Héphaïstos et de tous les dieux – Pandore est littéralement don de tous les dieux[13] – pour se venger de Prométhée et de l'humanité[14]. Zeus avait déjà enfanté tout seul Athéna, la vierge couverte d'armure. C'est elle qui enveloppe d'un voile la créature fabriquée, avant de l'animer. Pandore est donc produite et non pas engendrée.

Pandore va d'abord vers Prométhée qui devine la ruse du dieu et la repousse. Mais son frère jumeau Épiméthée – lui qui pense trop tard, contrairement à Prométhée – se laisse prendre à ce « piège abrupt et sans remède »[15], comme le décrit Hésiode. En résulte toute une série de péripéties, jusqu'au déluge qui décime toute l'humanité, auquel ne survivent que Deucalion et Pyrrha, grâce au *larnax*, un coffre dans lequel ils se sont réfugiés pour échapper au cataclysme. Deucalion est le fils de Prométhée et d'une Océanide ; Pyrrha est sa cousine, fille d'Épiméthée et de Pandore[16]. Une nouvelle humanité naîtra de Deucalion et Pyrrha qui s'accoupleront, et auront des enfants, dont Hellen, ancêtre de tous les Grecs.

À travers ce récit, on passe donc de l'autochtonie à la reproduction sexuelle, de la reproduction du même à partir du même à la production du différent à partir de l'autre. Les humains sont désormais conçus sexuellement, ils sortent d'un ventre, ce qui va avec le fait de ne plus être immortels. « Pas de naissance sans mort », comme le résume en une formule Jean-Pierre Vernant[17]. S'est ainsi ouvert le cycle sans fin de la reproduction qui introduit à la fois au sexe et à la mort, donc à la succession des générations : « Tout se passe comme si ce mythe s'intéressait moins à l'origine pour elle-même qu'à cette séparation d'avec l'origine qui a définitivement constitué la condition humaine[18]. » Il y a désormais, d'une part, les *anthropoï* et, d'autre part, les dieux. La création de la femme, à travers l'intervention de Pandore, conduit les humains à la reproduction sexuée et à l'introduction de la mort dans la procréation – ultime étape de la séparation des hommes et des dieux[19].

L'origine met donc en jeu le sexe et la mort. C'est aussi ce qui est au centre du fameux rêve inaugural, fondateur de la psychanalyse : le rêve dit « de l'injection faite à Irma » que Freud développe dans *L'Interprétation des rêves*[20]. C'est un rêve d'angoisse de Freud où il doit faire face à la bouche d'Irma. Ce qui fait le fond de cette angoisse, c'est aussi le glissement inconscient de la bouche au sexe qui est au centre du commentaire que Lacan fait de ce rêve de Freud : « Il y a là une horrible découverte, celle de la chair qu'on ne voit jamais, le fond des choses, l'envers de la face, du visage, les secrétats par excellence, la chair dont tout sort, au plus profond même du mystère, la chair en tant qu'elle est souffrante, qu'elle est informe, que sa forme par soi-même est quelque chose qui provoque l'angoisse[21]. » Ce trou d'où la vie est issue est aussi celui de la mort : le fond de la gorge d'Irma, c'est à la fois « l'abîme de l'organe féminin d'où sort toute vie » et « l'image de la mort où tout vient se terminer[22] ».

La mort est là dès l'origine. C'est peut-être là le versant troublant du fameux tableau de Courbet, *L'Origine du monde*. On ne cesse de se demander ce qui est si sidérant dans ce tableau. Bien sûr, il oblige à faire face au sexe de la femme, là d'où chacun a émergé. Bien sûr, il pointe la différence des sexes à laquelle on ne peut se soustraire, avec l'évidence d'une absence. Mais il pointe aussi, au-delà de ce qu'il montre, la présence de la mort : ce sexe comme étant à la fois le lieu d'où la vie a émergé et le lieu à partir duquel s'inaugure un trajet vers la mort. La mort dans la vie, c'est aussi cela le scandale que porte le sexe féminin de *L'Origine du monde* – le mot

« scandale » étant pris au sens étymologique du terme, c'est-à-dire l'obstacle sur lequel on bute inévitablement.

Au cœur de la clinique, avec l'émergence du vivant, vient donc le visage de la mort, cette autre face, ce point de réel, ce point d'angoisse à partir duquel on doit s'orienter pour entendre ceux qui se trouvent déboussolés suite à une naissance – encore plus lorsqu'elle fait suite à une procréation assistée et au forçage qu'elle implique. C'est important de tenir compte de ce repère si on veut entendre ce qui est en jeu pour les sujets qui sont pris par une détresse surprenante suite à la naissance de leur enfant, que ce soient des troubles anxieux, dépressifs ou psychotiques qu'on rencontre parfois dans la clinique périnatale La souffrance qu'ils présentent révèle en effet une vérité heureusement habituellement recouverte : le bonheur de la naissance d'un enfant balaye le plus souvent ces représentations terrifiantes. Mais ceux qui souffrent nous rappellent des dimensions cachées et pourtant incontournables qui sont au cœur de la périnatalité, encore plus après le long parcours des procréations médicalement assistées. On pourrait dire que ceux qui souffrent ont peut-être plus d'accès à ce qui se joue vraiment dans une naissance plutôt que chez ceux pour qui tout cela ne pose aucun problème.

Ceux qui procréent de façon médicalement assistée voient peut-être plus que d'autres ce qui se joue autour d'une procréation et d'une naissance[23]. Le fait de passer par une procréation médicalement assistée y donne peut-être plus accès. Avoir forcé une limite peut être vécu comme une transgression. Ils font face à l'impensable du surgissement de la vie[24], issue d'eux-mêmes, d'autant plus inquiétante que proche et accessible. C'est une souffrance paradoxale qu'on rencontre parfois lorsque le long chemin de la stérilité à la procréation puis à la naissance a été parcouru. Comme si l'aboutissement déclenchait toutes les tensions qui avaient été jusque-là écartées.

Les procréations médicalement assistées introduisent à une clinique de l'irreprésentable qui redouble l'irreprésentable de l'origine. Tout peut devenir encore plus impensable lorsqu'il y a don de gamètes ou d'embryon, ou si la gestation est réalisée par une autre femme que la mère d'intention. On peut basculer dans une clinique de la sidération, du traumatisme, de l'impossible à penser – une clinique qui peut laisser médusé. La vie se fabrique habituellement par voie sexuelle, en liant le sexe et la mort. C'est peut-être ce que cherche à court-circuiter la fabrication des enfants assistée par la science. Mais en contournant ce lien, les procréations assistées le révèlent. Elles montrent paradoxalement ce lien, plus que toute autre procréation.

Les procréations assistées mettent en jeu l'énigme de la vie, mettant en collusion la dimension sexuelle avec la mort, dès la stérilité peut-être. On retrouve ce qui, du mythe de Méduse, a occupé Freud. Mais les interprétations du mythe de Méduse peuvent être multiples, au-delà de cette hypothèse freudienne[25]. L'horreur déclenchée ne peut pas être seulement interprétée par rapport à l'effroi de la castration que produit la figuration de l'organe génital féminin à laquelle la tête de Méduse se substitue[26]. Ce n'est peut-être pas seulement cela qui fait fuir même le diable après qu'une femme lui a montré sa vulve. Il y a ce qui est donné à voir à travers l'absence, mais il y a aussi la pétrification face à un surgissement de quelque chose en excès, que figure la tête de Méduse comme révélation de quelque chose d'innommable. L'abîme de l'organe féminin d'où sort toute vie est aussi le gouffre de la mort où tout vient se termi-ner. La tête de Méduse figure aussi la mort. Un des moyens de la tenir à distance est paradoxalement de la représenter en image[27], de la faire voir, comme ceux qui sont pris par une passion des images autour de la naissance et la procréation.

Le surgissement de la vie confronte donc à quelque chose de terrifiant, d'innommable, qui noue l'origine au trou du sexe comme à celui de la mort. S'orienter à partir du réel mis en jeu à travers ce nouage indissociable de la vie, du sexe et de la mort, qu'on trouve au centre du rêve de l'injection faite à Irma, du mythe de Méduse ou, pourquoi pas aussi, de *L'Origine du monde*, tout cela est central pour aborder la clinique de la procréation assistée, bien au-delà de tout sens familial, des histoires de couples, de parentalité, d'idéaux quant au désir d'enfant, qui occupent les savoirs sur le monde périnatal.

Vertiges de la différence

Un vient de deux. Telle serait la formule générale de la généalogie. Il faut se mettre à deux pour faire un enfant. On procrée à partir de la différence. La procréation se situe à l'intersection de la différence des sexes et de la différence des générations. Elle implique l'autre sous toutes ses formes. Jusqu'à ne plus savoir de qui on est issu. Cela pourrait être un autre homme que le père. Cela pourrait être une autre femme que la mère, que ce soit celle qui a donné l'ovule ou celle qui a porté la grossesse. Toutes ces différences possibles peuvent finir par donner en effet le vertige.

En contrepoint, on peut aussi vouloir annuler les différences. On veut atteindre la possibilité de procréation entre deux personnes de même sexe, ce qui maintient pourtant la différence, réalisant une procréation hétérologue dans un couple du même sexe. On peut vouloir geler le temps, le suspendre, décaler la procréation de la gestation. On peut vouloir conserver sa fertilité au-delà des limites de l'âge. Ou échapper au différentiel temporel jusqu'à imaginer sauter des générations. On peut aussi imaginer s'affranchir du temps qui passe à travers le clonage, faire que un puisse venir de un, tout en imaginant du même coup, que un égale un, comme si le clonage pouvait offrir l'éternité. Les procréations assistées bouleversent tous les différentiels, sexuels autant que temporels. De quoi plonger dans les vertiges de la différence.

1

L'altérité du don

Comment penser une procréation hétérologue ? Il faut faire une différence entre le don de sperme et le don d'ovules. Le don de sperme est classique. L'insémination artificielle par donneur est la technique qui a marqué le début des procréations médicalement assistées. Ce qui n'empêche qu'elle garde une dimension impensable. Que représente ce donneur de sperme inconnu, anonyme suivant les législations en cours[1] ? Si le don est anonyme, on en vient à distinguer le secret, qui peut être levé, de l'anonymat qui doit être respecté. Certains considèrent le don de sperme comme une sorte d'adultère médicalement assisté. Il peut être d'ailleurs réalisé facilement, en dehors de toute procréation médicalement assistée, sans passer par la sexualité. On peut même commander du sperme sur Internet. On peut aussi procéder de façon conviviale, comme le dit Jacques Testart[2], qui montre d'ailleurs un taux de succès plus ou moins équivalent par cette voie qu'en passant par la technique médicale. Certains parmi ceux qui sont issus de cette technique réclament la levée de l'anonymat refusant que des instances institutionnelles ou étatiques puissent posséder un secret qui les concerne individuellement au plus haut point[3].

Aux États-Unis, des mouvements se sont même créés où des enfants issus du même lot de sperme se sont retrouvés pour constituer une association entre ceux qui sont de la même lignée.

Le fait d'identifier le donneur peut fonctionner comme une fausse réponse à une vraie question, celle de l'origine qui nous a occupés dans la première partie de ce livre. La question de l'origine, comme on l'a montré, reste sans réponse. Le risque est toujours de recouvrir la question par la réponse, une réponse à laquelle le sujet reste parfois lié de façon traumatique. À propos du don de sperme, celui qu'on retrouve était dans un projet de don, pas dans un projet d'enfant[4]. Il n'est en rien ce fameux « père » biologique qu'on évoque parfois. Cette fausse réponse à ce que l'on recherche à propos de la contingence de sa venue au monde est particulièrement présente dans les procréations médicalement assistées dites hétérologues, c'est-à-dire avec don de sperme, d'ovules ou de zygotes. Dans ces situations, la réalité du don ne fait que recouvrir l'énigme, qui reste active au-delà de la réponse obtenue.

Mais sait-on vraiment de qui on est l'enfant ? Et cette question, évidemment, dépasse les cadres des inséminations artificielles. Cela peut être tout simplement le spermatozoïde d'un autre homme que celui que l'on pense être son père qui est entré en jeu dans la conception. Comme le disent si souvent les gynécologues, jusqu'à 20 % des enfants ne sont pas issus du couple de leurs parents. Dans le spectacle *Die Probe* (« Le test ») de Lukas Bärfuss[5], un homme met en doute le fait d'être le père de son fils. Il fait en secret un test de paternité en utilisant un kit commandé sur Internet. Il découvre qu'il a raison. Une autre idée le traverse. Il applique le même test à sa propre filiation et découvre qu'il n'est pas le fils de son père.

N'étant ni le père de son fils ni le fils de son père, il perd tout et se suicide. Ce scénario théâtral dit bien que de nos jours la filiation biologique peut objecter de manière violente à la filiation psychique parce qu'elle ferme le doute.

Qu'en est-il avec le don d'ovules ? Comment dans ce cas est vécue la filiation ? Une mère a conçu son enfant à travers un don d'ovule réalisé en Espagne. Dans l'investissement de cet enfant, elle garde un rapport traumatique à cette histoire. Elle voit sa fille d'abord à travers ce don : un don d'ovule peut devenir une histoire en excès. L'ovule n'est pas d'elle. C'est une altérité fondamentale de laquelle cette mère ne peut se détacher quand elle regarde sa fille. Elle voit celle-ci à travers cette étrangeté qui la constitue, à partir de cette part d'elle qui n'y est pas. Le don d'ovules surdétermine sa fille dans l'interprétation qu'en fait cette mère. L'ovule a été fécondé en Espagne : quand elle entend aujourd'hui sa fille, elle a l'impression que celle-ci s'exprime avec un accent espagnol. Elle pense sa fille comme une étrangère. En retour, cette fille qui a cinq ans, et qui ne sait rien de tout cela, semble se vivre comme étrangère à elle-même. Elle met en scène dans ses jeux des bébés étrangers, des bébés qui disparaissent devant une mère indifférente. Tout se passe comme si une part de son histoire ne lui appartenait pas, comme s'il y avait une part d'elle-même qui n'était pas elle.

Si le don d'ovules fonctionne pour la mère comme un excès d'histoire, il semble fonctionner pour la fille comme une soustraction d'histoire. Au plus intime de cette enfant, quelque chose semble lui être étranger, signe pour la mère de cette autre femme qui a donné son ovule. Pour l'enfant aussi, le regard porté sur elle la trouble en retour – surtout à un âge où les enfants sont particulièrement pris dans une quête insatiable de l'origine. L'expérience de cette part énigmatique au cœur d'elle-même est devenue le signe de la présence d'une autre en elle, à travers l'histoire concrète de sa conception, redoublée par la projection de la mère qui voit en elle la donneuse.

La mère ne peut pas se vivre comment étant sa mère. Les parents sont séparés. Le père au contraire est dans un lien extrême avec sa fille. Il se sent communiquer avec elle par télépathie. C'est bien son spermatozoïde qui l'a conçue, tout semble se dérouler pour lui comme si le lien avec elle passait à travers cette voie. Dans ce couple, divorcé, cette fille se présente comme étant clairement plus proche de son père.

Cette petite fille a d'ailleurs deux prénoms. Le second prénom a une signification de pardon dans la langue de la mère. Un pardon pourquoi ? Se faire pardonner de quoi ? Le seul moment où mère et fille sont proches est la nuit : la petite dort lovée contre sa mère, comme un petit chat, comme si elle réalisait une tentative inconsciente de s'approcher de sa mère ; une extrême proximité à la place d'une relation impossible.

Cette enfant est d'ailleurs terrorisée par les fantômes. Elle fait beaucoup de cauchemars. Qui sont ces fantômes ? Elle joue en mettant en scène une méchante femme qui vient voler la fille dans une famille pendant que les parents dorment tranquillement. Qui est cette femme voleuse de fille ? Qui est ce fantôme, dont elle parle finalement comme d'un gentil fantôme, qui l'assiste, et pourtant qui l'empêche de se concentrer ?

On voit que ces nouvelles technologies débouchent surtout sur un trop-plein quant à la réalité de la procréation. Celui-ci occupe trop de place dans l'investissement de l'enfant, dans l'interprétation de ce qu'il manifeste, venant du même coup infléchir ce que l'enfant exprime, qui devient d'une certaine manière symptôme de la biotechnologie impliquée dans sa conception.

De qui est-on l'enfant ? Cette question reste ouverte. On a vu qu'elle est au centre des romans familiaux. L'enfant construit son propre roman de la filiation, en imaginant d'autres antécédents que ses parents. Tout cela est fictif. En cas de don de sperme, cette tentative d'imaginer autre chose est tellement concrètement réalisée que toute fiction peut s'effondrer. La matérialité du don, ses conditions, est une version réductrice de cette fiction. En tout cas, le don de sperme rencontre de façon étrange le roman familial.

Mais encore faut-il que cela soit connu. Cela peut ne pas avoir été dit et opérer quand même. Si c'est dit, tout dépend aussi du moment où cela est révélé, des circonstances de cette révélation. Alors les questions affluent. Les fantasmes se multiplient. Qui est le donneur ? L'enfant comme les parents, chacun peut construire un roman. On peut tout imaginer, du moins en cas d'anonymat du donneur. En cas de levée de l'anonymat, qui va le dire, quand, comment ? Et quel sera le statut de ce donneur, et de son don ?

On ne peut rabattre la fonction paternelle sur le don de sperme. Ce qui n'empêche que le donneur de sperme est souvent évoqué comme étant le « père » biologique. Parler de donneur de sperme est autre chose que d'évoquer un soi-disant « père » biologique. Un père ne trouve pas sa place qu'à travers sa fonction dans la procréation. Le père, c'est le père du lien, du nom transmis, des identifications, de l'histoire qui se construit jour après jour. Pourquoi donc tout ramener au court instant de la conception ? Pourquoi donner à celui qui a fait le don une place plus grande par rapport à l'enfant que celui qui est là tous les jours avec lui ? On comprend à quel point on est pris dans un imaginaire de puissance procréatrice, en contrepoint d'un vécu de la stérilité comme étant imaginairement une castration, voire une impuissance. Déjà dans l'*Electre* de Sophocle, Clytemnestre questionne le droit d'Agamemnon sur leur fille Iphigénie[6]. Il a amené sa semence dans l'instant sexuel, elle a porté ensuite l'enfant en accouchant dans la douleur. Où est la vérité ?

La fascination pour le donneur de sperme dans les inséminations artificielles repose la question du lien entre sexualité et procréation. Parfois on donne une valeur sexuelle à l'insémination de sperme. Le donneur de sperme peut être là, présent, en tant que représentation sexuelle. J'ai eu l'occasion de rencontrer un couple, qui se posait la question de quoi dire à ses enfants pour les informer qu'ils étaient issus d'un don de sperme. Comment le dire ? Quand leur dire ? Que leur dire ? La loi suisse oblige à le faire. Tout citoyen a droit de connaître son origine. La loi française au contraire maintient l'anonymat du donneur de sperme. On voit à quel point face à ces questions on peut être déboussolé. En France, on ne peut pas dire à un enfant de qui il est biologiquement issu. Et plus tard comme adulte il ne peut toujours pas le savoir. En Suisse, au contraire, on considère que c'est une maltraitance que de ne pas donner cette information. Bref, ce couple s'est trouvé dans la situation de vouloir le dire à ses enfants qu'ils étaient issus d'un don de sperme. Mais leur question était de savoir comment s'y prendre. Lui était stérile suite à une orchite dans l'enfance. Tous les moyens de procréation médicalement assistée autologue avaient été tentés. Rien n'avait été possible.

Dans la consultation, ce père se tient en retrait. La mère parle au contraire en se mettant en avant. Elle dit sa crainte de donner cette vérité sur leur origine à ses enfants. Je la questionne sur ce qu'elle imagine. Quelle est cette crainte ? Dans ses propos, je comprends assez vite qu'il ne s'agit pas d'une crainte de disqualifier le père auprès des enfants. Le problème est plus d'ordre conjugal que parental. Qu'imagine-t-elle donc ? Et là, à ma grande surprise, elle annonce son souci par rapport au fait que plus tard les enfants amènent le donneur de sperme à la maison. Quel est son souci ? Elle m'explique que les médecins ont utilisé pour les deux conceptions des paillettes congelées du même donneur. Et alors ? À sa grande surprise, elle a été les deux fois immédiatement enceinte. Quelles en sont les conséquences ? Ce qu'imagine cette femme, c'est que le jour où ses enfants amèneront le donneur de sperme à la maison, elle se retrouvera immédiatement prise de passion, frappée par un coup de foudre absolu pour cet homme, aussi vite qu'elle s'est trouvée enceinte de ses gamètes.

Le don du sperme est très largement autorisé dans la plupart des législations, au contraire du don d'ovules. Pour quelles raisons ? Ce qui est évoqué, c'est que le don d'ovules sépare l'œuf de la mère, rendant la mère aussi incertaine que le père. Que le père soit incertain peut donner paradoxalement son assise à la fonction paternelle comme étant l'élément prépondérant de la filiation, au-delà de toute réduction de la filiation psychique sur la filiation biologique. Mais que la mère devienne incertaine à son tour semble mettre en question tous les repères. Séparer l'ovule de la mère l'introduit dans le même registre que le sperme, en fait un gamète comme un autre, qui n'est plus lié de façon indissociable au corps de la mère.

On mesure en tout cas à quel point les procréations médicalement assistées hétérologues, en rompant le lien biologique, révèlent encore plus la place prépondérante des repères symboliques et imaginaires dans la filiation, les rendant nécessaires, alors que ceux-ci se trouvent presque au second plan dans les procréations autologues, du fait que celles-ci se trouvent être excessivement naturalisées. Les procréations hétérologues obligent à penser comment s'établissent une généalogie et une filiation au-delà des explications biologiques. Les dimensions imaginaires et symboliques doivent être paradoxalement redécouvertes dans les procréations hétérologues. Elles deviennent des nécessités. Elles montrent d'ailleurs aussi, presque crûment, à quel point c'est le fantasme qui donne à la réalité son cadre[7], alors qu'on pense habituellement que ce qui cadre les constructions imaginaires de chacun, c'est la réalité.

Les techniques de procréation montrent le rôle prédominant du fantasme dans l'abord de la réalité. Au point que les techniques nouvelles de procréation semblent faire pénétrer le fantasme dans la réalité. On peut en tout cas mesurer à quel point le maniement du matériel procréatif dans le monde contemporain répond à des dimensions fantasmatiques, du marché anonyme du sperme sur Internet jusqu'au sperme de « prix Nobel », sans compter le marché des ovules et les ovules de « top model ».

Pratiquer le don d'ovules n'est pas une démarche simple. Prélever les ovules implique une intervention médicale. On peut conserver les ovules autant que le sperme. On peut aujourd'hui préserver la fertilité en conservant les ovocytes d'une femme devant subir une chimiothérapie, de même qu'on peut le faire depuis longtemps pour un homme avant un traitement du cancer. Dans la perspective de faciliter le choix de certaines femmes de donner leurs ovules, l'idée est apparue, en particulier en France, de leur permettre de conserver pour leur propre usage certains de leurs ovules, dits de convenance, à disposition pour des procréations ultérieures et pour préserver pour le futur leur fertilité de jeunes femmes. L'autoconservation d'ovocytes de convenance dans ce type de situation se développe aussi pour permettre d'éviter un don d'ovules. On voit la complexité du débat avec des usages très différents de la conservation des ovocytes.

Si le don d'ovules implique une non-correspondance entre la mère biologique et la donneuse d'ovules, la gestation pour autrui pousse encore plus loin la question. Quel est le statut de celle qui porte l'enfant pour d'autres ? Quel risque de dérive peut se produire si l'argent entre en jeu ? Un risque de marchandisation du corps et des gamètes est inéluctablement lié aux techniques de procréation assistée.

Le fantasme peut pénétrer dans la réalité biologique, et troubler les dimensions de la filiation et de la transmission. Avec le don de sperme, le père ne coïncide plus forcément avec celui qui est à la base de la conception de l'enfant. La filiation peut se distinguer entre le donneur de sperme et le père dans le lien. Avec le don d'ovules et la gestation pour autrui, les choses se passent entre trois termes, amenant à distinguer la mère qui donne l'ovule, la mère qu'on pourrait dire utérine, qui porte l'enfant, et la mère qui donne sa présence au jour le jour avec l'enfant.

Tout cela peut être aussi compliqué par la possibilité de ne pas seulement pratiquer la gestation pour autrui, mais directement le don d'utérus, comme cela a été le cas récemment. Le 18 septembre 2012, une équipe suédoise greffe l'utérus d'une mère à sa fille afin qu'elle puisse porter son enfant[8]. La question reste entière de savoir ce qu'on donne quand on donne un utérus, ce qu'on reçoit quand on reçoit un utérus. Ne donne-t-on qu'un utérus ? Ou aussi sa valeur imaginaire ? La fille reçoit un organe où elle a été elle-même conçue et portée. Qu'est-ce que cela représente pour elle ? Que représente pour le père la présence de ces deux femmes dans la conception ?

On sait les problèmes que les hommes peuvent avoir avec leurs belles-mères. Avoir une belle-mère à l'intérieur du corps de sa femme pour porter son enfant peut être lourd en termes de représentation. En tout cas, on entre au XXIe siècle dans la thématique d'un utérus mobile entre les générations, là où au XIXe on connaissait l'utérus mobile dans les symptômes hystériques.

On peut donc séparer l'œuf de la mère, séparer le zygote du couple, séparer l'utérus du corps de celle qui va occuper la place de la mère. Tous les temps et les lieux de la procréation peuvent être séparés, morcelés, dissociés, posant chacun des problèmes spécifiques, inédits et nouveaux. On peut réaliser aussi une séparation temporelle du zygote à travers la cryoconservation, qui est aussi une séparation spatiale, ce qui offre aussi la possibilité de leur donner un destin hors du corps de la mère. Un couple peut avoir à disposition plusieurs zygotes cryoconservés surnuméraires. Ils peuvent décider en cas de nécessité de les implanter dans des mères porteuses pour réaliser une gestation autologue, mais par autrui. Et tout cela peut se faire avec plusieurs mères porteuses, même simultanément. À ce moment-là, plusieurs enfants peuvent potentiellement naître en même temps, sans que la future mère soit enceinte. Que vont dire alors les parents à leurs enfants déjà présents, si c'est le cas, ou à leurs propres parents ? Une situation de ce type à laquelle j'ai été confronté montre tout de même, au-delà de l'affolement que représente une telle perspective, qu'il est possible pour les enfants de trouver leur propre solution de façon surprenante, parfois au-delà de ce que prévoient les débats des comités d'éthique. L'enfant concerné par une telle attente, après que ses parents eurent décidé de lui expliquer ce qui pourrait se produire, a très vite répondu qu'il comprenait tout à fait de quoi il s'agissait, en allant chercher le premier volume des *Barbapapa*[9], où le couple arrose des graines logées sous la terre, hors du corps de la mère, tout en annonçant qu'ensemble ils auront beaucoup d'enfants. Les ressources pour faire face aux nouveautés technologiques peuvent surprendre quiconque se met à raisonner sur les conséquences cliniques ou éthiques de ces techniques. Il y a certainement beaucoup à apprendre du savoir construit par les enfants sur les modes les plus surprenants d'origine.

Un autre destin des zygotes cryoconservés surnuméraires dans la situation où le couple d'où ils sont issus ne veut pas réaliser leur implantation est de les mettre en adoption plutôt que de les détruire. C'est le cas du mouvement des Snowflakes tel qu'il a été mis en place en Californie[10]. Dans une perspective religieuse et une idéologie antiavortement, leur position est qu'aucun zygote ne doit être détruit : il faut donc trouver pour chaque zygote surnuméraire la possibilité d'être amené au monde. Un tout autre destin est pratiqué dans certains pays, comme la Suisse, où après cinq ans une lettre est envoyée aux parents pour qu'ils choisissent soit d'implanter le zygote cryoconservé, soit de le détruire. Cette destruction n'est d'ailleurs pas facile pour les équipes de procréation, dont certaines inventent des rituels spécifiques pour donner une sépulture à ce matériel procréatif. La tension est toujours dans le fait que ce qui concerne la procréation est difficile à penser et mobilise des registres opposés, contradictoires, voire inconciliables.

Ce processus de choix semble en effet marqué par le fait qu'il mobilise deux visions opposées : d'une part, on leur dit qu'il ne s'agit que d'un matériel procréatif, qui peut donc être détruit sans problème ; d'autre part, on affirme qu'il s'agit d'enfants potentiels et qu'on ne peut pas accumuler dans l'azote liquide à −196 °C, hors temps, hors corps, ce qui pourrait potentiellement devenir des enfants. Face à cette tension entre une chose et son contraire, certains restent sidérés, pétrifiés, sans pouvoir répondre, au point qu'aujourd'hui cette loi suisse est en train d'être remise en question à l'épreuve de la réaction de ceux qui y sont confrontés[11].

Le monde change. Tout bouge plus vite que ce qui peut en être pensé. Tous ces changements en cours impliquent aussi des changements dans les représentations, des points de vertige, des points de butée, qui nécessitent un retour à la clinique pour saisir au cas par cas la façon dont les sujets font avec les réalités inédites induites par les biotechnologies, autant que des recherches anthropologiques, historiques, sociologiques, juridiques ou éthiques pour comprendre l'impact de ces nouveaux maniements du corps sur les représentations tant subjectives que collectives.

2

Same sex procreation[1]

La procréation est nouée au désir. Que ce soit le désir d'enfant ou le désir de ne pas en avoir. Lorsque ce désir bute sur une impossibilité, il devient plus pressant. C'est ce qui se produit en cas de stérilité, jusqu'au désir d'avoir un enfant à tout prix. Parfois même ce qui pourrait être possible impose sa loi, devient une obligation.

La procréation homosexuelle entre dans ce type d'enjeu, avec cependant la particularité que les protagonistes, sauf exception, ne souffrent pas de stérilité. C'est la situation de leur choix amoureux qui les rend infertiles. C'est pour cela que ce type de demande entre dans le registre des indications sociétales à la procréation, plutôt que médicales. Qu'ils soient seuls ou en couple, les homosexuels doivent passer par des tiers pour procréer, soit sur un mode « convivial[2] » ou à travers une assistance médicale. Ces deux voies posent cependant des questions très différentes sur le statut du tiers en jeu, les procréations médicales obligeant à passer dans les défilés de l'institution médicale, là où l'« assistance conviviale à la procréation[3] » est laissée aux solutions intimes.

Les procréations médicalement assistées pour les couples homosexuels passent par le don de gamètes : don d'ovule pour les homosexuels masculins, don de sperme pour les femmes homosexuelles. Ce à quoi il faut ajouter la gestation par autrui dans le cas d'une procréation masculine. Il s'agit donc actuellement exclusivement de procréations hétérologues[4], qui font appel au don de gamètes de l'autre sexe. Le don de gamètes convoque l'autre. Il implique que la procréation reste « hétéro » : elle implique l'autre. Dans toute procréation, s'il ne s'agit pas de clonage, il est en effet nécessaire d'en passer par l'autre. Pour un couple homosexuel, c'est aussi le cas. Finalement, il n'y a, sur ce plan, pas de changement majeur quant à la procréation. Il est en tout cas intéressant de réaliser à quel point on reste dans le champ « hétéro » même quand il s'agit de procréation homosexuelle.

On retrouve donc dans le champ procréatif ce que Lacan dit du champ sexuel : « Ce dont il s'agit quand il s'agit de sexe, c'est de l'autre sexe, même quand on lui préfère le même[5]. » Cette insistance hétéro dans la procréation ne touche d'ailleurs pas que la conception : elle concerne aussi la gestation. La procréation n'est en effet pas qu'une affaire de gamètes et de gènes, c'est aussi une affaire de ventre à trouver : jusqu'à maintenant on ne peut se passer du ventre maternel, même si s'ouvre la perspective d'aller vers la construction d'un utérus artificiel[6], ce qui reste encore aujourd'hui une fiction. Il est important de réaliser que la grossesse implique des dimensions épigénétiques, la programmation du fœtus à travers l'interaction mère-fœtus, qui est autre chose que la programmation génétique issue des gamètes. Une transmission maternelle s'ajoute à la transmission à travers les deux lignées génétiques. Ainsi, même sur le plan biologique, nous sommes bien plus que nos gènes[7] – sans compter ce qui sera mis en jeu ultérieurement avec les identifications et les transmissions psychiques, symboliques ou sociales.

Bref, pour rester dans la question procréative, le passage obligé par ce ventre met en jeu de façon particulière la femme dans la procréation homosexuelle masculine, qui reste prise dans un dispositif « hétéro-orienté »[8].

Les perspectives de la procréation homosexuelle obligent à revoir le système juridique de la parenté. C'est déjà le cas avec le débat autour du mariage homosexuel. C'est encore autre chose lorsque la procréation entre en jeu. Faut-il créer de nouvelles lois ajustées à ces nouvelles pratiques ? Celles-ci pourraient en effet ne pas se voir absorbées dans des paradigmes qui n'ont pas été pensés pour cela. Il faudra peut-être créer des nouvelles fictions juridiques comme celles proposées par le rapport dirigé par Irène Théry[9] qui suggère de prendre les repères de la famille dans la filiation plutôt que dans le mariage : ce serait donc l'enfant qui ferait la famille, plutôt que le couple initial. C'est ainsi que Théry propose de mettre en place des déclarations anticipées d'intention de filiation, qui permettraient d'inclure avec le même statut les enfants quelle que soit leur provenance, par adoption, par don d'ovules, par don de sperme ou don de zygotes, ou toute autre technologie.

Quoi qu'il en soit, la famille est une institution qui n'a pas cessé de changer, et les repères alarmistes que certains brandissent par rapport au fait qu'un enfant grandisse dans un couple homosexuel semblent ne pas tenir compte de ces changements. La structure de la parenté, c'est-à-dire la façon de mettre en place la différence des sexes et des générations – comme principaux repères à tenir en compte quand on veut penser la position de l'enfant –, est paradoxalement au centre des préoccupations de la filiation homosexuelle, qui ne peut se soustraire à cette question. Les parents homosexuels doivent penser la position de chacun par rapport à la structure de la parenté : ils se doivent de faire ce travail symbolique, de trouver des solutions. Bref ils pourraient être davantage capables de les mettre en jeu que bien des familles dites traditionnelles où tout cela reste impensé, voire distordu sans le savoir, caché derrière toutes sortes de fausses convenances.

Revenons aux modes de procréation chez les homosexuels. Jusqu'à aujourd'hui, il faut en passer par des procréations hétérologues. Mais semblent se dessiner des possibilités technologiques qui pourraient aboutir à la possibilité de procréer de façon autologue dans un couple de même sexe, c'est-à-dire une procréation qui utilise le matériel génétique des deux protagonistes, comme dans une procréation autologue hétérosexuelle. Dans des modèles expérimentaux, des procréations ont été réalisées à partir des gamètes mâles ou femelles[10]. Les développements actuels convergent vers le projet de partir de cellules souches somatiques, par exemple de la peau, pour créer les gamètes nécessaires à une fécondation[11]. Ces cellules souches, qui sont totipotentes et non sexuées, peuvent en effet être différenciées en gamètes à travers une reprogrammation[12], un signal d'inhibition ou de stimulation qui participe à leur spécification, pour les rendre capables de réaliser une fécondation. Une des grandes difficultés à rendre concrète une telle procréation tient au problème technique majeur que pose cette reprogrammation, qui implique l'environnement cellulaire, biologique, dans lequel doit être plongée la cellule somatique, mettant en jeu les empreintes génomiques et épigénétiques nécessaires à leur transformation. Un autre problème majeur est que dans un couple d'homosexuelles, pour autant que ces transformations soient possibles, on ne pourrait faire que des gamètes XX, conduisant donc à ne procréer que des filles – à moins d'en passer par un ADN synthétique pour ajouter un Y, ce qui est actuellement une pure vision de l'esprit, non réalisable techniquement. On voit donc que si tout cela est fantasmatiquement imaginable, le pas vers la réalité est loin de se faire. Mais la science chemine parfois plus vite qu'on ne le pense[13] et on ne peut se dispenser de penser parallèlement aux conséquences qu'entraîneraient de telles avancées[14].

Quoi qu'il en soit, le débat sur le mariage pour tous débouche inévitablement sur la question de la procréation, du droit de procréer des couples homosexuels. On mesure à quel point la possibilité de réaliser une procréation en conservant la lignée du couple homosexuel pourrait trouver une place majeure dans le droit à une « fertilité pour tous » au-delà du droit au mariage pour tous[15].

Au-delà du débat sur la possibilité d'une procréation homosexuelle, ce type de perspective pose une question connexe très importante, celle d'une tendance à une médicalisation de la procréation, qui pourrait s'installer d'une façon de plus en plus banalisée, pour devenir peut-être finalement un passage obligé.

Les procréations médicalement assistées disjoignent sexualité et procréation, permettant de court-circuiter ce lien, dévoilant du même coup la place de l'enfant par rapport au sexuel, plus exactement par rapport au fait qu'il n'y a « pas de rapport sexuel » pour reprendre l'énoncé de Lacan. Dire qu'il n'y a pas de rapport sexuel, c'est dire qu'il n'y a pas de formule, pas de mode d'emploi, pas d'harmonie naturelle, pas de complémentarité[16] non plus, mais un non-rapport auquel supplée le fantasme ou, dans ce qui nous occupe ici, une biotechnologie de la procréation. La technique d'une certaine manière occupe la place du fantasme : un fantasme qui peut-être aujourd'hui en vient à forcer une évolution biotechnologique en cours.

Quoi qu'il en soit, les procréations médicalement assistées homosexuelles autologues, à travers des gamètes artificiellement produites, annoncent l'apparition d'un monde nouveau, dont on ne sait pas encore ce qu'il sera. Les questions induites par une telle perspective peuvent laisser perplexe. Elles conduisent à ce que Lacan désigne comme un « point panique[17] ». Face au point panique, qui est du côté de l'angoisse, on se raccroche au fantasme que l'on trouve sous de multiples formes au cœur des débats éthiques et politiques, voire cliniques qui concernent l'incidence des procréations médicalement assistées, en particulier homosexuelles.

3

L'enfant issu du froid

La cryoconservation, en créant un gel temporel entre procréation et gestation, ajoute une dimension impensable de plus par rapport à ce dont nous avons traité jusqu'ici. La cryoconservation fait qu'on peut créer des embryons ou des zygotes dont certains sont implantés et d'autres conservés dans l'azote liquide, dans un état énigmatique, à la fois de non-mort et de non-vie, qui laisse perplexe – au point qu'une association de parents, destinée à défendre ce type de technique s'est elle-même appelée « azote liquide », en faisant le choix de se désigner d'abord à travers ce point énigmatique de la cryoconservation.

La cryoconservation introduit un temps immobile. L'éternité fait irruption à travers une interruption du temps. La cryoconservation ajoute ainsi au court-circuit sexuel dans la procréation un bouleversement du différentiel temporel. En contournant la sexualité comme préalable à la naissance d'un enfant, la fécondation *in vitro* touche au différentiel sexuel. La cryoconservation, en interrompant le devenir du zygote ou de l'embryon, touche en plus au différentiel temporel, déjà menacé par la rupture de filiation qu'implique la stérilité[1]. Les deux grands différentiels propres à l'ordre symbolique et à la structure de la parenté sont donc touchés de plein fouet par une procréation médicalement assistée avec cryoconservation de l'embryon. À la séparation entre sexualité et procréation, propre à toute procréation médicalement assistée, s'ajoute une séparation entre fécondation et gestation.

La cryoconservation du zygote conduit ainsi à un gel du temps. Cette solution de continuité introduite entre procréation et développement peut aller jusqu'à permettre de sauter potentiellement une ou plusieurs générations. On peut ainsi imaginer une petite-nièce qui serait plus âgée que son grand-oncle, si on réalise un transfert de l'embryon très éloigné dans le temps, brouillant ainsi tout à fait les différences des générations. Même sans ce type d'excès, une fratrie peut être constituée d'enfants conçus en même temps et implantés de façon décalée, ce qui pourrait conduire à les considérer comme des jumeaux qui n'auraient pas le même âge. Les identifier comme tels serait cependant les ramener excessivement à leur condition d'origine, en niant la question du temps et de l'histoire dans l'établissement d'une filiation. Sur le plan psychique, au-delà de toute réalité biologique, la filiation procède aussi de bien d'autres repères imaginaires et symboliques de la parentalité et de la filiation que ceux induits par une procréation assistée avec des zygotes préalablement cryoconservés.

Et pourtant la cryoconservation ne gèle pas seulement un zygote mais aussi l'histoire. Une vie potentielle reste en suspens, quelque part dans un hôpital, au fond d'un congélateur. Une nouvelle histoire est en attente. Un projet d'enfant est à l'arrêt. Les embryons surnuméraires cryoconservés après une première conception par procréation médicalement assistée peuvent obséder ceux qui les ont conçus. Comme cette patiente qui, après une fécondation *in vitro* aboutissant à un garçon, a déjà implanté des zygotes surnuméraires conçus en même temps, mais qui ont été cryoconservés. De ceux-ci sont issues deux filles jumelles. Reste encore un embryon cryoconservé auquel elle pense sans cesse, comme si celui-ci la regardait depuis cette clinique à l'étranger où il se trouve, dans l'attente d'être lui aussi implanté. Elle l'imagine être un garçon qui viendrait compléter la fratrie, appelé comme une évidence par le fait que deux filles sont issues de la deuxième implantation, laissant le premier garçon trop solitaire. Cette présence de l'absent la tyrannise, la rend coupable. Que va-t-elle faire ? Comment penser cet embryon congelé : un reste procréatif ou un enfant potentiel ?

Voilà une question impossible de plus, issue des techniques de procréation. La cryoconservation rend la procréation d'autant plus impensable par le fait de pouvoir isoler son produit, en le mettant en suspens, hors du temps. De la procréation en tant que telle, on a vu que c'était ce dont on n'avait pas vraiment de représentation. Comment dès lors se représenter cet embryon qui attend au-delà de la procréation ? À qui appartient-il s'il a été conçu avec un don de sperme ou un don d'ovule, ou les deux ? Quel destin lui donner ? L'implanter ? Le détruire ? Le donner pour une adoption, le mettre à disposition de la recherche médicale, créer à partir de lui des cultures de cellules souches, pour autant que ces démarches listées soient autorisées par la loi ?

La question qui se pose est celle de savoir si l'emploi d'une technique artificielle de conception avec, de surcroît, une cryoconservation, implique des points de butée spécifiques, ou si on se retrouve face aux mêmes questions qu'implique l'irreprésentable de la procréation. Pour aborder cette question, le mieux est de faire appel à ce qu'enseigne la clinique.

Chaque cas est bien sûr singulier. Cependant on retrouve certaines tendances qui se répètent de cas en cas, sous la pression de la réalité contraignante d'une procréation médicalement assistée avec cryoconservation : l'enjeu est de les connaître pour permettre à ceux qui vivent ce type de situation de s'en libérer.

Ce qui frappe au premier plan, c'est que les enfants issus d'embryons cryoconservés ont tendance à être considérés par leurs parents comme des survivants. D'une certaine manière, on retrouve le mythe de la naissance du héros[2] : l'enfant exposé à des situations extrêmes – ici au froid de la congélation – ou bien meurt, ou bien devient héros. Ces enfants sont vécus comme ayant d'emblée un caractère très fort, que ce soit sous des aspects positifs ou négatifs, avec l'idée que la cryoconservation laisse des marques physiques. Certains les considèrent comme insensibles au froid, jamais malades. Tout ce que manifeste l'enfant a tendance à être ramené à la cryoconservation. Comme cette mère qui parlait de son enfant comme de son « Findus », une autre d'un « Hibernatus », une autre encore de son « petit congelé », comme si persistait une fixation à cet état impensable d'embryon maintenu, parfois pendant des années, entre vie et non-vie, dans l'azote liquide. Certains parents voudraient à tout prix dévoiler à leur enfant les circonstances de sa conception et la cryoconservation, sans pourtant pouvoir le faire. Ils n'arrivent pas à dire ce qu'ils ne peuvent pas eux-mêmes se représenter.

Dans le cas d'un deuxième enfant issu d'un même prélèvement mais conservé par congélation, il faut mentionner encore la façon particulière dont les parents l'investissent par rapport à l'aîné. Ceux-ci sont en effet tentés de les voir comme des jumeaux. Même s'ils savent qu'ils ont des caractéristiques biologiques différentes, et qu'ils sont en plus décalés dans le temps, ils ont tendance à les comparer, à leur imaginer des liens étroits, comme s'ils se confondaient en une seule identité répétée deux fois, comme s'ils étaient des doubles séparés par le temps, des vrais jumeaux chez lesquels il faudrait absolument rechercher des similitudes malgré l'évidence de leurs différences.

Notons enfin une certaine confusion de terminologie entre l'embryon et le gamète, ou entre l'embryon et l'enfant, aboutissant parfois à une sorte d'équivalence pour les parents entre le gamète et l'enfant, chacun imaginant de son côté l'enfant comme étant exclusivement issu de lui-même.

Ce dernier point nous met sur la voie d'une vérité non spécifique qu'éclaire spécialement la clinique si particulière de l'investissement de l'enfant issu d'un embryon cryoconservé. Les procréations médicalement assistées nous enseignent en effet beaucoup sur ce qui fait le propre de toute procréation, qui se trouve être mis en évidence de façon surprenante par le fait d'un artifice. La procréation vise à récupérer la part perdue de soi[3] qu'implique le fait de se reproduire par voie sexuelle, et de se retrouver soi-même sexué, marqué par la section de la différence des sexes.

La cryoconservation des ovocytes crée aussi des situations nouvelles. Initialement réservée au fait de pouvoir maintenir une possibilité procréative au-delà d'un traitement oncologique, cette pratique se généralise dans la perspective de permettre des dons d'ovocytes comme il existe un don de sperme. Pour l'encourager, dans la mesure où c'est une démarche coûteuse qui implique une stimulation ovarienne et un prélèvement, s'est introduite l'idée d'ouvrir la possibilité de les conserver aussi pour soi, avec le projet de les implanter ultérieurement, à sa propre convenance, en une sorte de don fait à soi-même, au-delà du temps présent.

Tout cela peut impliquer une série de glissements : en plus de la médicalisation de la procréation qu'implique ce type de démarche, on pourrait aller du don altruiste et gratuit vers le don intéressé. Mais voilà que, sur le chemin de ces débats à peine esquissés, on rencontre déjà la pression des entreprises[4] pour demander aux femmes de conserver leurs ovocytes et de reporter leur grossesse au-delà d'un contrat fixé par rapport aux exigences du travail et de la carrière. Et tout cela, en plus, en finançant la démarche, c'est-à-dire en achetant une absence de grossesse, prétendument pour protéger les femmes, dit-on, du poids des grossesses et leur permettre d'accéder au même statut que les hommes.

C'est bien plutôt les potentialités généalogiques des femmes qui sont prises en otage, les amenant à reporter leurs projets procréatifs vers un âge de plus en plus élevé, même si c'est avec les ovocytes de leur jeunesse. S'agit-il d'une forme nouvelle de projet faustien ? D'un esclavagisme moderne touchant la procréation ? S'y révèle en tout cas, au cœur de notre monde actuel, le poids du « refus de la féminité[5] » pointé par Freud.

Revenons aux effets de la cryoconservation sur la question généalogique. La cryoconservation dissocie la fécondation de la gestation. La possibilité d'en passer par une mère porteuse redouble ces deux ruptures. Cette série permet potentiellement de tout bouleverser quant à la différence des générations et d'aller vers les romans familiaux les plus délirants, en particulier en sautant des générations.

Imaginons des embryons conçus en même temps dont l'un serait implanté de suite et donnerait une fille, et dont l'autre serait congelé pendant quelques années avant d'être implanté à cette fille, au cas où aucune loi ne viendrait interdire ce type de pratique. En résulterait un enfant qui, si c'était un garçon, serait à la fois le fils et le frère de sa mère, tout en étant le fils de ses grands-parents et potentiellement encore son propre oncle. On aurait donc dépassé là tout ce qui a pu être imaginé jusqu'à aujourd'hui dans les romans familiaux qu'inventent les enfants pour échapper au fait d'être le fils ou la fille de leurs parents.

Les procréations médicalement assistées permettent la séparation de l'ovocyte par rapport à la mère. De ce fait, la mère peut devenir incertaine, comme le père, compromettant un élément important sur lequel s'appuie l'enfant pour saisir sa place dans la généalogie. En effet, comme le démontre Freud, le fait que le père soit *semper incertus,* tandis que la mère est *certissima,* participe à instituer la place de l'enfant dans la généalogie. C'est aussi ce qui le situe par rapport à la différence des sexes[6], le faisant accéder à ce que Freud désigne comme le deuxième stade du roman familial, en tant que stade sexuel. Le fait que la mère devienne à son tour incertaine bouleverse potentiellement ce deuxième stade, qui devient finalement asexuel comme le premier stade du roman familial, où l'enfant peut imaginer à la fois une autre mère et un autre père.

Que ses deux parents puissent être remplacés par d'autres serait donc potentiellement une des caractéristiques du roman familial des enfants issus de toute procréation médicalement assistée. Si on y ajoute la cryoconservation, ce phénomène pourrait ne plus toucher seulement à la différence des sexes, mais aussi à la différence des générations, sur plusieurs générations au cas où l'enfant aurait été longtemps conservé sous forme congelée. Il pourrait ainsi venir d'un monde tout à fait révolu, ses géniteurs ayant depuis longtemps disparu, pour autant que sa conservation se soit poursuivie jusque-là.

Finalement, y a-t-il vraiment une spécificité à tout cela ? Sur le plan concret, il s'agit évidemment d'une réalité tout à fait inédite, mais les élaborations qu'elle implique ne sont pas nouvelles au niveau inconscient. On peut les retrouver dans toutes sortes de fantaisies propres à chacun, au noyau de fantasmes inconscients, au cœur de certains délires. C'est ainsi que la réalité de la procréation médicalement assistée, avec ou sans cryoconservation, ne peut pas être vue comme la seule cause matérielle des effets subjectifs qui en résultent. Elle dévoile plutôt ce qui leur est sous-jacent, propre à chaque sujet, et qui est peut-être à la base de ces avancées techniques.

Dans la clinique, il ne s'agit donc pas de se tromper sur la causalité en jeu et de tout ramener à la procréation médicalement assistée. Il y a d'abord le traumatisme de la stérilité, paradoxalement redoublé par la venue au monde d'un enfant, qui peut parfois faire fonction de traumatisme après coup. C'est ce qu'énoncent certains parents qui se présentent à la consultation avec leur enfant, issu de leur couple par procréation médicalement assistée autologue, en déclarant qu'ils sont des parents stériles, comme s'ils étaient restés fixés à la stérilité sans arriver à réaliser que cet enfant est bien issu de leurs gamètes.

Comme on l'a vu à propos de l'enfant chercheur, en amont des procréations médicalement assistées, il y a aussi les théories sexuelles infantiles qui viennent s'engouffrer dans les dimensions impensables de ces techniques. La cryoconservation elle-même pourrait être vue comme une théorie inventée par l'enfant, version déplacée des bébés qui attendent la cigogne sous la surface d'un étang, à ceci près que celui-ci dans cette situation serait gelé. Rappelons cependant que Freud ne considère pas la fable de la cigogne comme une théorie sexuelle infantile. C'est plutôt une théorie énoncée pour se débarrasser des demandes issues de la quête de l'enfant. Celui-ci d'ailleurs n'y adhère souvent pas, ses doutes l'amenant parfois à aller vérifier au bord d'un étang s'il y a effectivement des enfants qui attendent sous l'eau. La théorie de la cigogne ne s'articule ni aux connaissances de l'enfant déduites de l'observation de la vie sexuelle des animaux ni à son questionnement face au ventre de sa mère enceinte[7]. D'où l'incrédulité de l'enfant face à la théorie de la cigogne. D'une certaine manière, l'embryon cryoconservé que l'on vient prélever dans le congélateur, comme dans la théorie de la cigogne, est hétérogène aux théories sexuelles infantiles, sans contenu de vérité par rapport aux nécessités sexuelles qui participent à les produire. Ce qui rend les technologies de cryoconservation encore plus irreprésentables que toutes les autres, n'étant en rien connectées avec les explorations de l'enfant quant à la recherche de savoir d'où il provient.

4

Le désir de cloner[1]

Faire un enfant tout seul. Vouloir un enfant de soi. Se passer de l'autre. Se passer de l'homme jusqu'au spermatozoïde. S'autoengendrer. Se cloner. Comment en parler ? Je n'ai jamais rencontré de clone en consultation ! Faut-il laisser la question à l'éthicien, au philosophe, au juriste, au biologiste ? Dans la psychanalyse, on s'oriente d'abord à partir du particulier du cas – ce qui justement manque pour le moment, bien heureusement. Par contre le désir de cloner est accessible à notre clinique et un type de clonage – ou de désir de clonage – est aujourd'hui fréquemment réalisé : c'est le clonage psychologique, sous toutes ses formes jusqu'au conditionnement éducatif, délibéré ou inconscient. L'enfant peut être attendu comme un autre enfant, dont il devrait prendre les traits, comme avec l'enfant de remplacement – l'enfant qui remplace un enfant mort. Ou il peut être l'enfant qu'on aurait pu avoir avec quelqu'un d'autre, un homme ou une femme idéalisé, un premier amour, parfois même inconsciemment avec le père[2], voire la mère, laissant l'enfant aux prises avec ces coordonnées incestueuses. L'enfant peut être aliéné dans toute une série d'attentes, si fréquentes dans le processus de la

110

filiation, qui font qu'il se trouve modelé, formé, écrasé, cloné à la mesure des exigences narcissiques d'un enfant mis en place d'idéal, qu'il devrait incarner, jusqu'à s'inscrire parfois dans les coordonnées d'une véritable parthénogenèse psychique.

Prenons l'histoire de cet enfant, conçu en un pays étranger par fécondation *in vitro* avec sperme de donneur, suite à une rupture amoureuse vécue dans la plus intense douleur. Cet homme lui refusait l'enfant qu'elle désirait, alors qu'elle vivait encore sous l'emprise insistante de l'enfant qu'elle n'avait pas pu avoir suite à une fausse couche au premier mois de grossesse dont elle portait toujours le deuil. En résulte un projet d'avoir cet enfant à tout prix, de le concevoir par elle-même, pour aller au-delà de tout ce qui l'a laissée mortifiée. La grossesse s'est compliquée d'un diabète, d'une menace de fausse couche suite à une rupture prématurée de la poche des eaux, jusqu'à accoucher presque à terme d'un enfant qui doit être transféré en néonatologie pour une hypoglycémie néonatale, une hypothermie et une suspicion d'infection. Plus fort que la mort, l'enfant s'en sort sans conséquences. Après l'envoi d'un faire-part inhabituel – « Après vingt-cinq ans de grossesse et pour notre plus grand bonheur, nous avons découvert la ravissante frimousse de... » –, la mère retourne vivre chez sa grand-mère, âgée de quatre-vingt-huit ans, chez qui sa mère l'avait elle-même placée peu après sa naissance, ne désirant pas la garder et voulant du même coup réparer sa propre mère qui n'avait pas pu avoir d'autre enfant suite à une hystérectomie pour une infection postnatale sur reste placentaire. Cet enfant vient ainsi à la place d'autres enfants qui n'ont pas pu naître – à la place de l'enfant qu'elle a perdu par fausse couche, à la place de l'enfant que sa grand-mère n'a pas pu avoir.

On ne sait plus finalement lequel survit dans celui qui vient de naître. Celui qui compte, c'est celui qui n'a jamais pu venir au monde.

Il s'agit donc de donner vie à l'enfant qui n'a pas pu advenir entre les générations – de réaliser sur le plan fantasmatique un clonage qui ne pourrait pas être réalisé sur le plan biologique : cloner celui qui n'a jamais été conçu, cloner celui qui est mort avant d'être né, cloner celui qui n'a pas pu être conçu dans les générations antérieures. Cloner l'impossible, la mort avant la vie, perpétuer ce qui ne s'est pas produit : cette série paradoxale précède cet enfant qui, malgré tout cela, est un enfant bien vivant, présent dans la relation, souriant, au regard qui scrute l'autre, comme pour déchiffrer l'énigme qui a présidé à sa venue au monde.

La demande de consultation fait suite à une hospitalisation au premier mois de vie pour un spasme du sanglot. L'équipe pédiatrique est inquiétée par l'anxiété maternelle et en particulier par la façon dont elle porte son enfant. Elle ne peut le regarder, elle ne peut supporter l'insistance de son regard si bien qu'elle le place soit avec le dos contre elle, soit en hyperextension sur ses genoux, comme dans une *pietà*. Il semble alors figurer un enfant mort, lui qui est si vivant. Elle se sent persécutée : par la vitalité de son enfant, par son grand-père décrit comme un pervers qui la harcèle, par sa mère qu'elle n'a plus revue depuis des années, par sa grand-mère aussi qui commence à présenter des troubles mnésiques liés à son âge, devenant de plus en plus dépendante tout en étant très autoritaire. Elle se voit devenir mère de sa grand-mère, elle qui a tant de peine à devenir mère de son fils. Par moments, elle ne sait plus du tout comment être avec lui, si bien qu'elle l'allonge dans son pousse-pousse. Il reste alors patiemment à côté d'elle, les yeux grands ouverts, dans l'attente. Elle veille sur lui sans pouvoir prendre d'initiative, immobile. Le temps semble s'arrêter jusqu'à ce que l'enfant la sorte de cette sorte de torpeur. Il semble pourtant pouvoir trouver ses propres réponses, pour se constituer au-delà des impasses qui ont marqué sa venue au monde. Même si ce mouvement est amorcé, reste à lui en garantir l'espace. Tel est du moins le pari d'un travail clinique qui puisse l'ouvrir, ainsi qu'à tout un chacun, à l'imprévisibilité de son devenir au-delà du fantasme de clonage dont il est issu.

De toute façon, on ne sait pas vraiment d'où l'on vient. Ce qui n'empêche qu'on se prenne dans ce qui nous précède. Il faut bien s'y aliéner pour devenir ensuite ce que l'on est, ou plutôt pour trouver ses propres réponses, qui participent à faire ce que l'on devient. Quoi qu'il en soit, on retrouve là concrètement la question impossible, celle de savoir « d'où viennent les enfants ? », qui, comme l'énonce Freud, est bien la question impossible par excellence[3]. C'est qu'elle touche à un irreprésentable : l'origine et la mort sont irreprésentables.

Jamais la question de la sexualité ne permet de résoudre celle de la procréation, ni celle de l'origine. Comme on l'a montré précédemment, les théories sexuelles infantiles sont d'abord des théories non sexuelles : elles court-circuitent le sexe dans la procréation, redoublant le déni par l'enfant de la sexualité des parents. L'enfant cherche des solutions à sa question qui contournent la sexualité dans la procréation. C'est en cela aussi que le clonage fascine et attire : il court-circuite la sexualité et sa place dans la procréation. Il libère la procréation de la sexualité, à une époque où paradoxalement le sexe est devenu omniprésent. Mais par contre, à propos des procréations médicalement assistées, on parle de tout sauf de sexualité. Finalement toutes les procréations médicalement assistées ont en perspective ce contournement de la sexualité qui est au fondement des théories sexuelles infantiles, que le clonage réalise de façon radicale, contournant non seulement les pratiques sexuelles dans la procréation, mais la procréation sexuelle elle-même, entre des gamètes sexués. C'est ce qui explique peut-être que, dans les débats éthiques et juridiques autour des procréations médicalement assistées, on trouve toujours d'une certaine manière le clonage en perspective, comme un fantasme d'échapper au sexe et à la mort[4] à travers l'impact de technologies.

On est donc face à une sorte de contradiction. D'un côté le clonage est impensable tant il bouscule la question de l'origine et celle de la filiation. De l'autre s'y précipitent tous les fantasmes inventés pour traiter imaginairement et symboliquement le réel de l'origine – pourquoi pas aussi Prométhée, Faust et Frankenstein[5] ? Le clonage les rassemble à l'extrême. Si on le prend comme étant en perspective des procréations médicalement assistées, on bascule dans l'effroi, non seulement par rapport au clonage lui-même et aux transgressions biologiques qu'il implique, mais aussi par rapport à toute procréation médicalement assistée si on se laisse aller sur la pente de les situer dans les coordonnées fantasmatiques propres au clonage. C'est ce que font d'ailleurs ceux que Dominique Lecourt[6] désigne comme les biocatastrophistes, qui ont tendance à fonder leurs positions à propos des biotechnologies de la procréation à partir de points de vue qui prennent le clonage et ses transgressions comme repères, y compris concernant des problèmes totalement différents.

Les transgressions propres au clonage tiennent au fait qu'il court-circuite toutes les différences fondamentales qui fondent le monde symbolique, qui sont à la base de la loi symbolique.

Le clonage abolit la différence des sexes dans la reproduction. Il abolit la succession des générations. On le suppose même permettre l'immortalité. Avec le clonage, un peut venir de un[7] et se continuer un. Du même coup, on imagine que un peut être égal à un. On suppose qu'on peut se reproduire à l'identique et, par ce moyen, devenir immortel. Le clonage abolirait ainsi même la mort. Pourtant, que « un » vienne de « un » ne veut pas dire que « un » égale « un ». Si on clonait un individu, le clone produit ne serait pas le même que celui dont il serait issu. Même les jumeaux univitellins ne sont pas absolument semblables. De plus, ils ne correspondent pas vraiment au clone qui est aussi marqué par l'altérité produite par le déterminisme génétique issu du cytoplasme dans lequel le noyau somatique est placé, sur la base de l'ADN mitochondrial et d'autres mécanismes encore en exploration. Et, de toute façon, il y a aussi tous les phénomènes épigénétiques qui modulent l'expression du génotype. Biologiquement, la variabilité est immense. Psychiquement, elle l'est encore plus. Sans parler des interactions entre les deux. L'expérience vécue laisse une trace, y compris dans le réseau neuronal, chaque fois unique, comme le démontre le phénomène de la plasticité cérébrale[8]. Quelle que soit l'identité de départ, on débouche sur du différent, de l'unique. Le clone ne serait ainsi qu'un faux-semblant par rapport à celui dont il est issu. Il serait inévitablement différent, portant la marque de l'histoire qui le traverse, mais aussi de sa propre histoire, faite des effets imprévisibles de ses choix.

C'est là le paradoxe du clonage : si un clone venait en consultation chez un analyste, il serait un sujet comme un autre, malgré la conception transgressive dont il serait issu. Il serait pris comme tout un chacun par l'altérité fondamentale qui l'habite, différent de son modèle au gré de l'aléatoire biologique, psychique, historique ou social auquel il n'aurait aucune raison d'échapper. Par son inachèvement fondamental, son incomplétude, par le fait de la néoténie, l'humain est fabriqué pour recevoir la marque de l'autre, tout au long de sa vie, au point que, s'il y a quelque chose d'énigmatique, c'est d'abord le maintien malgré tout d'une certaine identité au cours du temps qui fait qu'on continue à penser être soi-même au-delà de tous les changements qui se produisent[9]. Le clone lui aussi pourrait réaliser cette « postcréation » dont parlait Joyce[10], dont il serait lui-même responsable. Le clone aussi serait soumis au devenir. Le problème posé au clone serait d'abord celui de sa place par rapport à ce qui le précède, à la transgression biologique qui a présidé à sa venue au monde, au désir de cloner dont il serait issu.

Produire un clone, à travers l'abolition concrète de l'autre dans la procréation, c'est d'une certaine manière faire délirer la réalité. Ce type de pratique – rendue aujourd'hui possible par les découvertes de la biologie[11] – a en effet la même structure que les délires de procréation.

Pourquoi cloner, pourquoi se cloner ? La principale idée évoquée est celle d'atteindre l'immortalité. On pense abolir la mort. Pourtant ce n'est pas le cas. Le clone serait mortel. De plus, comme on l'a vu, il ne prolongerait pas à l'identique celui dont il est issu dans un autre corps. Le désir d'immortalité est un désir impossible à réaliser. Pourtant, c'est bien ce désir qui est en jeu dans toute procréation. C'est là le malentendu central. Le clone sera différent, même différent de lui-même tout au long de sa vie. Comme on l'a énoncé, il semble même vieillir plus vite que celui sur lequel on a prélevé le noyau qui l'a constitué.

Revenons une fois de plus à la formule de Socrate rapportée par Diotime dans *Le Banquet* de Platon : la procréation vise la part d'immortel dans le vivant mortel[12]. Un désir d'immortalité est inconsciemment au cœur de la procréation, en jeu dans tout projet d'avoir un enfant. C'est ce que révèle de façon crue la perspective du clonage. Sauf qu'on écarte l'autre pour devenir soi-disant immortel. Finalement, le clonage est l'envers de la procréation, en écartant ce qui fait le propre de la procréation, par laquelle un vient justement de deux[13].

On a vu à quel point il est déjà difficile de réaliser ce qu'implique le fait de procréer[14]. On le saurait encore moins avec le clone par lequel on effacerait toutes les différences. Entre le double impossible, report de soi dans le temps qu'il est supposé incarner, le double spéculaire qui doit porter l'image de soi en miroir, ou le double qu'il doit réaliser dans la filiation, répétant la même place dans la lignée, on ne saurait plus vraiment ce qu'il serait. En étant supposé répéter celui dont il est issu, il ne le serait pas, l'annulant finalement en le reconstituant. Plutôt que d'être une voie d'immortalité, le clone accomplirait un travail de disparition, de mort.

Le clonage atteint en effet à la fois le différentiel sexuel et le différentiel générationnel, défaisant ce qui fonde l'ordre symbolique – pointant du même coup ce par quoi ils tenaient ensemble, qu'on peut rapporter à l'interdit de l'inceste. La transgression de cet interdit, comme dans le mythe d'Œdipe, aboutit à l'abolition des différences et à la disparition de toute descendance. Le mythe d'Œdipe, c'est celui du crime contre la filiation, qui aboutit à la disparition des Labdacides[15]. À la base de ce mythe, il y a un interdit de procréer. Œdipe ne devait pas naître. La génération ne devait pas se poursuivre. Mais il naît. Et toute sa vie, comme l'écrit Jean Bollak, « aura pour fin d'abolir sa naissance, de détruire le générateur dans sa personne et dans son œuvre génératrice[16] ». C'est ce destin qu'accomplit Œdipe malgré lui, supprimant toutes les différences. Œdipe est à la fois le frère et le père de ses enfants. Son destin l'égale à ses enfants. La transgression de l'interdit de procréer qui avait été prononcé, en plus redoublée par une procréation incestueuse, conduit à l'abolition des générations et la disparition de la lignée[17]. Le mythe d'Œdipe met ainsi structurellement en jeu ce que veut matériellement réaliser le clonage, où l'on pense pouvoir faire du même avec du même en abolissant toute différence.

En contrepoint du mythe d'Œdipe où s'effacent les différences, le mythe de Pandore[18] est au contraire celui où s'institue la différence sexuelle. Dans la mythologie grecque antique, la reproduction était en effet asexuée. L'autochtone[19], né du sol, jetait une pierre derrière lui pour fabriquer du même : finalement un type de clonage reproductif. Mais les autochtones étaient immortels – ce que ne sont pas les clones. Dans le mythe de Pandore, à travers toute une série de péripéties déjà décrites[20], les humains passent de l'autochtonie à la reproduction sexuée, ils deviennent du même coup mortels, se succédant, différents les uns des autres, dans les générations. Et voilà qu'à travers le clonage on rêve aujourd'hui de prendre le mythe de Pandore à l'envers : de redevenir immortel en revenant à une reproduction non sexuée – ce qui confirme bien, paradoxalement, le lien inconscient incontournable entre mort et sexe.

Avec le clonage, en supprimant la reproduction sexuée, on pense devenir immortel. On imagine ainsi que le même puisse être issu du même, à l'infini. En rejetant les différences, on s'imagine échapper à la mort. Mais on rejette aussi ce qui fait la caractéristique de la vie qui est justement, au contraire, la production du nouveau, du différent, de l'inattendu[21].

TROISIÈME PARTIE

Vertiges du destin

Les procréations médicalement assistées disjoignent d'une part la sexualité de la procréation et d'autre part la procréation de la gestation. En cela elles isolent la procréation en tant que telle. En résulte une conjonction possible entre procréation et prédiction. Que ce soit au niveau des gamètes engagés dans la conception, ou au niveau de la sélection du zygote ou de l'embryon à travers un diagnostic préimplantatoire. De là notre troisième vertige : le vertige du destin. Un destin sur lequel on peut agir par la prédiction – une prédiction mise en acte dès la procréation. Un destin qu'on voudrait maîtriser. Un destin programmé.

L'oracle est aujourd'hui génétique. Par le fait du développement du séquençage du génome humain, les procréations médicalement assistées pourraient en effet être de plus en plus utilisées dans la perspective de réaliser une conjonction entre procréation et prédiction. Tel est l'enjeu majeur de l'assistance médicale à la procréation ; c'est un enjeu à reconnaître au-delà des débats sur leurs indications sociétales, qui occupent aujourd'hui le devant de la scène. On aboutirait ainsi à un nouveau design, celui d'un enfant déterminé dès la conception en fonction de caractéristiques préétablies, prises dans les attentes de ses géniteurs ou dans les exigences de la société. Le Meilleur des mondes de Huxley est-il au bout de l'assistance médicale à la procréation ? Le patrimoine deviendrait ainsi d'abord génétique, au point de régler le système d'alliances sur des repères biologiques. Va-t-on renouer avec les tentations eugéniques ?

Il s'agit au contraire de bien saisir le côté illusoire de telles perspectives, en rappelant que l'instabilité génétique, l'impact des facteurs épigénétiques et la plasticité font aller au-delà d'une telle vision déterministe, ouvrant à un au-delà du biologique issu des lois mêmes de la biologie. C'est ainsi que la prédiction ne peut prendre la place du hasard. La contingence s'impose quelle que soit notre volonté de l'écarter. Comme le dit Freud, « tout dans notre vie est hasard, à partir de notre commencement, par la rencontre du spermatozoïde et de l'ovule, hasard qui est sans rapport avec nos désirs et nos illusions[1] ».

Un oracle contemporain

On ne peut aujourd'hui penser les conséquences des avancées technologiques qui concernent la procréation, sans faire le lien avec la question de la prédiction. À l'époque du séquençage du génome humain, les procréations médicalement assistées pourraient devenir un champ majeur des démarches prédictives, de la possibilité d'un véritable design de l'enfant à venir. Cette connexion entre procréation et prédiction est le véritable enjeu contemporain des procréations médicalement assistées, qui va bien au-delà du champ du traitement de la stérilité.

Les pouvoirs prédictifs qui résultent des développements de la génétique confrontent à un vertige nouveau : le vertige de trop en savoir. Ces possibilités sont aujourd'hui multiples : elles vont du diagnostic prénatal, avec l'échographie, l'amniocentèse ou son alternative à travers les tests prénataux sanguins, au diagnostic préimplantatoire, avec l'analyse avant l'implantation des caractéristiques du zygote conçu par fécondation *in vitro*, voire préconceptionnel à travers l'analyse du patrimoine génétique de chacun des protagonistes de la procréation. Ce qui veut dire qu'on est capable d'anticiper, voire de programmer l'enfant à venir, du moins sur le plan biologique. Tout cela sans aucune connaissance ni possibilité de maîtrise des effets subjectifs qui en découlent. Le fait de pouvoir savoir ce qui sera – cette forme contemporaine de l'oracle – introduit à une nouvelle clinique, inédite, qui déconcerte autant la société que les médecins et leurs patients.

Le savoir prédictif est un savoir traumatique. D'un côté, il mobilise un excès de représentations, trop d'information, trop de projections angoissantes tournées vers le futur. De l'autre, la prédiction sidère, laisse démuni, sans que les parents puissent vraiment saisir ce que cela signifie, mettant en suspens l'investissement de l'enfant à venir.

Je pourrais prendre l'exemple d'un couple stérile suite à un problème spécifique génétiquement transmis du côté du père, qui permettait de prédire que l'enfant conçu par procréation médicalement assistée serait lui aussi irrémédiablement stérile. Que faire d'une telle information ? Vaincre une stérilité pour la propager, qu'est-ce que cela représente ? Que veut dire procréer un enfant qui rencontrera lui-même le même problème que ses géniteurs essaient de surmonter ? Le trouble génétique peut être vécu comme une faute qu'on transmet entre les générations – du même ordre que la malédiction portée sur la lignée des Labdacides dans l'histoire d'Œdipe, sur la base de la faute de Laïos qui selon le mythe s'est justement trouvée sanctionnée par un interdit de procréer, au prix de la disparition totale de toute la lignée[1]. Dans le cas présent, le père s'est tout de suite senti coupable par rapport à ce qu'il estimait comme une faute commise dans son adolescence, qui avait à voir avec la sexualité. Cette faute est venue s'engouffrer dans l'annonce de la stérilité qui, dans un premier temps, l'avait sidéré. Par la suite, il s'est accroché à l'interprétation qu'il s'était forgée, prenant la place des explications médicales reçues.

Lorsque la prédiction négative annonce le pire, elle ouvre un gouffre. Et, le plus souvent, c'est un savoir personnel en amont, d'un tout autre ordre que la prédiction, qui décide finalement des effets de la prédiction : un savoir déjà là prend la place du savoir prédictif.

Que faire face à un oracle ? Dans la tragédie d'Œdipe, apprenant que l'enfant conçu allait tuer son père et coucher avec sa mère, ses parents, Laïos et Jocaste, décident de l'exposer en le faisant porter au mont Cythéron, loin de la cité. Aujourd'hui, on n'expose plus les enfants, mais, dans des situations extrêmes, la démarche prédictive aboutit à une indication d'interruption médicale de grossesse. Les géniteurs, qui auraient dû être les futurs parents, se retrouvent à donner la mort au lieu de donner la vie. Cette coïncidence entre une naissance et une mort imposée par la prédiction est une expérience extrêmement traumatique. Peut-on comprendre quoi que ce soit à un tel coup du destin ? La béance qui s'ouvre peut être sans fond. Aucune fiction ne peut la combler, si ce n'est celle propre au fantasme du sujet qui vient s'y engouffrer, au-delà de toute conscience : il peut s'agir d'un fantasme de meurtre ou de complicité de meurtre, d'abandon, de rejet – tous les scénarios sont possibles, propres à chaque sujet. Comme on l'a déjà dit – et c'est très important dans cette clinique périnatale –, finalement c'est toujours le fantasme qui donne son cadre à la réalité[2]. Il peut inclure le réel qui a fait effraction[3], l'éternisant du même coup à travers l'insistance du fantasme, ne cessant de le répéter[4].

L'oracle de Delphes était prononcé sous une équivoque[5]. Il devait être interprété. Il laissait dans une certaine incertitude. De même pour la prédiction génétique, y compris pour des troubles monogéniques aussi bien connus que la chorée de Huntington[6] : sa prédiction introduit à un non-savoir en même temps qu'elle livre un savoir. Par exemple, on ne peut prédire quand elle débutera[7], ce qui amène certains à choisir de ne pas vouloir savoir, en se laissant aller à la vie telle qu'elle se présente. On ne peut bien sûr pas non plus prédire ce qui surviendra avant le déclenchement de la maladie, quelle contingence fera son entrée sur la scène. Avec la prédiction génétique prénatale, on évolue ainsi dans des registres très différents, entre, d'une part, une certitude[8] et, d'autre part, ce qui ne peut être prédit. C'est ainsi qu'on évolue entre un savoir et un non-savoir, sans plus saisir où se situe la limite.

Si l'oracle était équivoque, la prédiction pour ce qui concerne les maladies génétiques à traits complexes est statistique. On énonce un risque, une probabilité. Tout cela est fort complexe à l'intérieur de la médecine elle-même, où le plus souvent on confond la prévalence avec le risque. On donne une fréquence d'enfants atteints dans une population, et on en fait une probabilité. Il y a là un glissement logique qui est à critiquer. Il faudrait en effet s'assurer de la valeur prédictive de ce qu'on prend en compte. Tout cela est encore plein de confusion. Quoi qu'il en soit, on énonce un risque, en fonction de données issues de populations. Mais on ne peut pas dire ce qui va en être pour le cas particulier. Si par exemple on découvre en prénatal une absence de corps calleux, une structure cérébrale spécifique destinée à l'association entre les deux hémisphères, les équipes de médecine fœtale donneront aux futurs parents une probabilité quant aux problèmes qui pourraient en découler. Mais ils ne peuvent prédire ce qui se passera pour cet enfant-là. La prédiction contemporaine parle le langage de la probabilité. Elle énonce un risque, en termes statistiques. Que va-t-il se passer vraiment ? Qui peut le savoir ?

C'est ainsi que cette forme de prédiction plonge paradoxalement dans l'incertitude. On retombe une fois de plus autant dans le savoir que dans le non-savoir.

Le désir de savoir a toujours existé. Il y avait l'oracle dans la Grèce antique. Mais il y a aussi les horoscopes, les astrologues, les diseuses de bonne aventure. Peut-être que bientôt ce ne seront plus que les analyses génétiques qui occuperont le devant de la scène. Elles commencent en effet à se généraliser. Et, comme l'oracle, elles ne sont pas toujours faciles à déchiffrer.

On utilise en effet de plus en plus systématiquement les possibilités du séquençage face à toutes sortes de tableaux cliniques complexes, en particulier pour les enfants qui présentent des troubles du développement de tous ordres. On aboutit ainsi à des résultats délivrés par les services de génétique clinique, qui se présentent sous forme de séquences de chiffres et de lettres. Une nouvelle expression d'un savoir qui reste énigmatique pour celui qui les reçoit comme pour celui qui les produit. En dehors des syndromes connus, on peut en effet se demander quel lien existe réellement entre le trouble que présente l'enfant et le séquençage obtenu. On tombe sur un savoir nouveau, exprimé en formules, mais qui est encore sans clinique connue : un savoir sur quelque chose qu'on ne sait pas, mais qu'on saura peut-être plus tard. Ce nouveau savoir génétique sans savoir clinique laisse perplexes tant les médecins que les patients. C'est un savoir en attente.

Comme dans ce cas rencontré où un séquençage est demandé pour un enfant de neuf ans qui présente des troubles du développement non spécifiques. Le pédiatre aurait voulu en savoir plus, tomber sur un diagnostic précis. Le génome séquencé indique quelque chose de spécifique, il y a une différence, mais on ne sait pas ce que c'est, à quoi elle correspond.

Ce qui est d'autant plus complexe qu'au moment du test la mère est elle-même enceinte, et évidemment préoccupée que ce trouble en question se retrouve chez son futur enfant. Jusqu'où faut-il aller ? Faut-il faire une amniocentèse ? Et si on retrouvait chez l'enfant qu'elle porte la même formule, qu'est-ce que cela impliquerait comme décision ?

La génétique prédictive en vient donc à produire des symboles qui sont pour le moment encore intraduisibles. On doit faire avec l'intraduisible, avec le non-savoir qui surgit au cœur des savoirs de pointe. Annoncer l'inconnu : qu'est-ce que cela signifie ?

2

Les tragédies prédictives

La médecine génétique contemporaine nous convoque à une nouvelle époque de la tragédie, basée sur cette forme particulière de destin que met en jeu la génétique. Les forces supérieures qui manipulent les hommes ne sont plus les dieux mais les gènes. À part cette distinction, le monde de la génétique prédictive nous conduit en effet dans un monde pas si différent de celui de la tragédie. Ne s'agit-il pas simplement d'une nouvelle manière pour le destin de se manifester ? Que peut-on faire quand tout est décidé, quand beaucoup est déjà joué, même avant la naissance, depuis la conception ? Y a-t-il une possibilité d'échapper à la prédiction ? Une révolte est-elle possible ? C'est aussi l'enjeu de la tragédie. Finalement, même en cas de maladie génétique avérée, le fait qu'un individu soit atteint concrètement dans son organisme ne préjuge pas du sujet qu'il va devenir. On ne peut savoir comment sera l'enfant issu d'un couple porteur d'un risque génétique, s'il sera atteint ou pas, mais aussi comment il sera même s'il est atteint, et ce qu'il fera de tout cela, comment il l'intégrera à sa vie, au-delà de sa maladie génétique.

La dimension tragique est aussi présente dans le côté probabiliste de la prédiction. Celle-ci se présente sous une forme statistique. De quel côté de la probabilité va-t-on se retrouver ? Le destin ne se prononce pas de façon claire et le sujet doit faire face à l'incertain. Parfois, d'ailleurs, c'est ce qui est absolument non prédictible qui se produit. Comme pour cette femme qui fuit sa famille pour fuir son origine, et la maladie génétique monogénique qui touche sa famille. Elle ne veut plus rien savoir d'eux ni de son lieu d'origine et de la façon dont sa famille est vue par les autres. Elle n'est d'ailleurs elle-même pas porteuse du gène. Sur cette base, elle fait le choix de la coupure, de la révolte. Elle rencontre un homme issu d'un pays lointain, d'une autre culture. Sa radicale altérité l'attire aussi par le fait de vouloir à travers ce lien quelque chose qui lui permet encore plus d'échapper à son destin génétique. Suite à une série de circonstances qui les amènent à en passer par une procréation médicalement assistée, des examens génétiques sont réalisés : cet homme se révèle porteur du même gène que sa famille. Comme dans la tragédie, il n'est pas si facile d'échapper à son destin. Cette femme-là a voulu échapper à son destin, mais celui-ci l'a rattrapée, comme dans une tragédie.

Mais il n'y a pas que la prédiction génétique. Il y a aussi la prédiction sociale. On oppose parfois détermination génétique et détermination sociale. Le déterminisme génétique établit la cause du côté de la structure génétique. Le déterminisme social met par contre la cause du côté de l'histoire et de l'événement. Finalement qu'il s'agisse d'un gène ou d'un événement, on se trouve devant la même vision d'un déterminisme cause-effet. On pourrait presque se demander si la vision du déterminisme social n'a pas servi de modèle au déterminisme génétique. Au-delà de ce débat, les développements récents de l'épigénétique font la synthèse entre ces deux visions : un événement, par exemple traumatique, peut laisser une trace épigénétique, à travers la méthylation de l'ADN, trace qui peut ensuite être transmise entre les générations, réalisant une transmission non génomique du traumatisme. Quoi qu'il en soit, à travers ce type de vision, on est face à une causalité qui tombe sur le sujet depuis ce qui le précède, que ce soit sur le plan génétique ou historique. Pour aller au-delà de ce type de vision, il faudrait comme dans la tragédie mettre en jeu un sujet qui se révolte contre son destin, qui essaye d'y échapper. Même s'il échoue dans sa tentative, celle-ci est présente, le sujet se manifeste. Comment donc penser un déterminisme qui n'élimine pas le sujet et la surprise de ce qu'il peut produire plutôt que de seulement le subir ?

On risque de subir un destin déjà joué dès avant sa naissance, en cumulant des facteurs de risques, qu'ils soient génétiques ou sociaux. On peut subir même avant sa conception. Tout serait-il pareillement joué ? Évidemment si je force ici le trait, c'est pour indiquer le risque d'une pensée sans sujet[1]. Si on élimine l'idée qu'il puisse y avoir un sujet en jeu, capable de choisir, de décider, de construire son devenir, on le pousse paradoxalement à accomplir ce qu'on voulait lui permettre d'éviter. À imaginer savoir à l'avance ce qui va suivre, on risque de participer à le créer, comme dans l'effet Pygmalion, où ce qu'on redoute finit par se produire comme un effet même de la préoccupation, comme si on le provoquait à travers une prédiction devenue autoréalisatrice. Ce qu'on pense prévenir, on finit par le produire. On pousse finalement le sujet là où on voudrait éviter qu'il aille. Il y a une dimension tragique dans un enchaînement mortifère.

Le savoir délivré par la prédiction est un savoir marqué par la mort. Ce qu'on prédit, ce sont surtout des mauvaises nouvelles, des souffrances déjà programmées, des maladies fatales. La prédiction prénatale dévoile le réel de la mort avant la vie :

c'est ce qui fait traumatisme et sidère ceux qui la reçoivent. L'annonce de la malformation ou de la maladie plonge dans l'impasse, entre une impossibilité de poursuivre la grossesse et une impossibilité de l'interrompre. C'est ainsi que, sur la scène inconsciente, la prédiction pourrait être vécue comme une incitation au meurtre. La tentation eugénique est indissociable des stratégies de la médecine prédictive. Celle-ci met en jeu un choix infanticide.

La prédiction prénatale n'implique pas que la descendance. Elle convoque aussi les ascendants : ce qui s'est véhiculé entre les générations revient dans le présent. Un élément de non-viable s'est transmis. C'est ainsi que décider de ne pas mener une grossesse jusqu'au bout met aussi en jeu un parricide, contre ceux qui ont fait que tout cela survienne. En tout cas, une problématique infanticide se trouve inconsciemment connectée à un parricide : les dimensions de l'infanticide et du parricide, bien que voilées, sont au cœur de la clinique en médecine prédictive.

Le trouble génétique qui survient dans le présent est transmis depuis le passé. C'est un passé éloigné dans les générations qui revient dans le présent. L'avenir surgit du passé. Une sorte de faute passée qu'il faut payer, qu'il faut effacer, au prix de la vie d'un être à venir. On en veut à ce qui fait retour du passé tout en devant se prononcer sur l'avenir.

La prédiction conduit ainsi, par le savoir qu'elle impose, à un collapsus de la temporalité qui est au cœur des impasses nouvelles et inédites générées par la médecine prédictive. Par la prédiction prénatale, le temps s'amalgame. Le fœtus, cet enfant à venir, porte le temps des autres. C'est un corps-temps, une concrétion du passé dans le présent. Cet amalgame temporel annule les différences, met en crise le nouage entre la différence des sexes et celle des générations que réalise toute procréation. Dès lors il devient impossible de penser. Pour penser il faut pouvoir distinguer, séparer, s'appuyer sur des différences. L'amalgame entre passé, présent et futur induit par la prédiction arrête le temps et empêche toute pensée.

C'est dans ce suspens du temps que se pose la question de la décision, du choix face à une prédiction prénatale. Les consultants en génétique prédictive obéissent à une règle d'abstention. Ils ne donnent aucun conseil. L'information est livrée par le généticien qui laisse le choix aux parents. Ceux-ci sont renvoyés à prendre eux-mêmes la décision face à ce trop-plein de savoir. Mais y a-t-il vraiment un choix possible ? Ce que révèle la clinique, c'est qu'il s'agit d'un pari plutôt que d'un choix. Dans la situation d'anomalies des chromosomes sexuels, la clinique enseigne que les parents décident plutôt d'emblée, comme un pari[2] immédiat qui s'impose à eux. Le prétendu processus de décision paraît plutôt un travail d'après coup. Les patients cherchent à donner un sens à un pari qui surgit comme un acte au pic de l'angoisse, transformant rétroactivement leur pari en choix, en décision.

Il n'y a en tout cas pas d'enchaînement linéaire entre la révélation du savoir de la prédiction et la décision. On n'est pas dans un déroulement temporel continu. Si on reprend la notion du temps logique chez Lacan[3], qui distingue différents registres temporels – l'instant de voir, le temps pour comprendre, le moment de conclure –, la prédiction et la décision qu'elle implique se situent comme un moment de conclure qui survient en collusion avec l'instant de voir le problème. Subjectivement, ce n'est qu'ensuite que devra avoir lieu le temps pour comprendre ce qui s'est passé effectivement. C'est donc un temps logique bouleversé, qui commence avec le fait de la décision, mettant le moment de conclure au début d'un processus qui peut du coup rester sidérant.

Reste à savoir ce qui est sacrifiable – question posée par Agamben dans *Homo Sacer*[4] –, c'est-à-dire à repérer ce qu'on peut sacrifier sans commettre d'homicide. La limite entre le sacrifiable et l'insacrifiable est au centre des enjeux de la médecine prédictive. Se pose aussi la question de qui porte la responsabilité. Pas seulement la responsabilité du sacrifice, mais aussi la responsabilité de ce qu'on n'a pas sacrifié. Sacrifice ou pas, ce sont aussi des repères biopolitiques qui sont en jeu.

Le développement des possibilités de prédiction remet en question l'engagement de chacun de participer de façon égalitaire et réciproque au financement du système de santé. Avec la prédiction, on pourrait en venir à faire porter à ceux qui ont choisi de poursuivre une grossesse malgré un risque connu, le poids financier spécifique de leur décision. Le système d'assurance repose sur un non-savoir : c'est parce que chacun ignore tout de ce qui va lui arriver dans l'avenir qu'il est d'accord aujourd'hui pour payer pour tous. Introduire le savoir de la prédiction peut faire éclater la solidarité sur laquelle repose ce système. On est solidaire parce qu'on peut être touché tout autant que les autres. C'est donc tout le système de financement de la santé que vient faire potentiellement éclater la prédiction. Les assurances se sont fondées sur un non-savoir, à la base de la solidarité. La prédiction, par le savoir livré, distingue entre « eux » et « nous ». Elle produit un effet de stratification, de ségrégation, qui bouleverse la nécessaire réciprocité sur laquelle se basent les dispositifs actuels. Par la prédiction, on est donc en train de passer de l'égalité face au risque imprédictible de la maladie à la prédiction possible potentiellement discriminative de la maladie, qui amène aussi à la question du droit d'être malade ou du droit de donner naissance à un enfant malade.

Cette question commence à fourmiller de situations inédites. Comme ce couple de lesbiennes sourdes[5] qui a conçu par procréation médicalement assistée un enfant sourd, en utilisant un donneur de sperme spécialement sélectionné parce qu'il présentait le risque de donner un enfant sourd, étant lui-même sourd et issu de cinq générations de sourds. La médecine prédictive peut ainsi être utilisée pour donner naissance à des enfants malades, pour réaliser un lien, conserver une identité ; on peut faire un enfant sourd pour pouvoir communiquer avec lui dans la langue des signes et participer à une communauté.

Sans compter les problèmes médico-légaux engendrés par la médecine prédictive, comme avec le fameux arrêt Perruche en France, où des parents se sont portés partie civile au nom de leur enfant pour demander réparation par rapport à une erreur de diagnostic prénatal, pour une naissance qui n'aurait pas dû avoir lieu s'ils avaient su — et ils auraient pu effectivement savoir que l'enfant était atteint d'une fœtopathie suite à une rubéole, ce qui aurait amené à une interruption thérapeutique de grossesse —, avec la revendication qui en découle d'un droit à ne pas naître[6] amenant à pouvoir potentiellement porter plainte contre le fait d'être né, par rapport à un savoir qui aurait pu être révélé.

La médecine prédictive, qui vise à tout savoir, tout montrer, tout contrôler, tout maîtriser, ne dit pas tout de ce qui va advenir, loin de là. Elle ne dit pas ce que le sujet va faire de sa vie, même écornée de certaines potentialités par une maladie ou un handicap. Même lorsque certaines déterminations sont connues, il reste toujours une part d'indéterminé par rapport à laquelle seul le sujet peut se déterminer. La prédiction ne peut rien dire non plus des contingences auxquelles le sujet va être soumis. La vie est tissée de hasards, de rencontres, d'événements. C'est ainsi que comme clinicien, face à ce qu'impose la prédiction, on se retrouve paradoxalement – en contrepoint – dans la position d'être un praticien de l'imprédictible : une voie peut-être pour aller au-delà de la dimension tragique mise en jeu par la prédiction qui s'accomplit.

La prédiction débouche sur une boîte noire. Le savoir de la prédiction entraîne un non-savoir sur ce que les sujets vont en faire, que ce soient les géniteurs ou l'enfant qui en est issu. S'il y a un enjeu pour la psychanalyse dans le champ de la médecine prédictive, c'est celui d'ouvrir une place pour l'immaîtrisable, là où tout s'ordonne à partir du maîtrisable, du déterminé, du préprogrammé. Comme clinicien, on se retrouve dans la position d'entrer dans une boîte noire. De réintroduire un non-savoir là où il y a trop de savoir. D'ouvrir la voie pour d'autres récits que celui qui est programmé. En cela, le psychanalyste n'est pas un spécialiste en plus, pas même un spécialiste de l'imprédictible. Sa tâche, c'est d'abord de laisser sa place au sujet.

On peut s'orienter à partir de la façon dont chaque sujet répond au savoir qui s'impose par la prédiction. Et cette réponse est impossible à prédire. Pour sortir du tragique, il s'agit de miser sur l'imprédictible : un imprédictible qu'on ne connaît pas, qu'on ne maîtrise pas. Pour pouvoir aller au-delà des nécessités tragiques induites par un trop-plein de savoir, il s'agit de miser sur la contingence, de réintroduire des ouvertures dans un univers programmé, saturé par la prédiction : l'enjeu pour le clinicien est de rétablir un rapport à l'incertain, à l'inattendu ; comme le disait Keynes : « L'inévitable n'arrive jamais, l'inattendu toujours[7]. »

3

L'incertitude de la prédiction

« Il est de la nature même de tout nouveau commencement qu'il fasse irruption dans le monde comme une "improbabilité infinie", mais c'est précisément cet infiniment improbable qui constitue en fait la texture même de ce que nous disons réel. »

Hannah ARENDT, *La Crise de la culture*[1].

Une patiente, issue d'une famille à risque génétique de cancer, parallèlement à sa démarche en oncogénétique prédictive, me pose soudain cette question fondamentale : « Est-ce qu'un enfant, c'est quelque chose qui commence ou est-ce que c'est quelque chose qui continue ? » Bien sûr, elle parle là des cancers qui se transmettent dans sa famille de génération en génération. Peut-elle soumettre l'enfant qu'elle voudrait avoir à un tel risque ? Ou au contraire le destin va-t-il offrir une chance à cet enfant d'échapper à cette transmission ? Finalement, la généalogie n'est peut-être pas qu'un destin.

Il faut dire que la problématique contemporaine de la médecine prédictive ne fonctionne pas tant sur la prédiction directe d'une maladie que sur la prédiction d'un risque. Elle livre un chiffre, une probabilité, des prédispositions, une vulnérabilité. Il y a les maladies monogéniques comme la mucoviscidose ou l'hémophilie, où la prédiction est claire soit pour être porteur sain, soit pour exprimer la maladie. Mais, malgré cette connaissance précise d'un seul gène en jeu, cela reste un risque exprimé en termes de probabilité. Il est par contre possible de savoir en réalisant des examens prénataux ou préimplantatoires, et d'en tirer des conséquences. Toutefois, la plupart des maladies où des facteurs génétiques sont impliqués sont en fait des maladies à traits complexes où interviennent à la fois plusieurs facteurs génétiques et des facteurs environnementaux. Dans certaines situations, il n'y a pas une causalité génétique directe, mais au contraire une constitution génétique qui rend les sujets plus vulnérables à certaines maladies. On parle alors de gènes de prédisposition. Le fait que la maladie survienne ne peut être abordé qu'en termes de probabilité de survenue. La prédiction comporte ainsi avec elle l'incertitude de la prédiction.

L'incertitude de la prédiction : on voit donc qu'on est de nouveau face à un paradoxe, qui vient bouleverser l'idée même de prédiction. La prédiction reste marquée par l'incertain, même si certains l'interprète comme une certitude – on serait là face à un autre paradoxe, celui de la certitude de la probabilité[2]. L'oracle[3] était lui-même pris dans l'équivoque d'un énoncé que chacun devait interpréter à son mode, en assumant les risques de cette interprétation. La prédiction génétique d'un risque se substitue à l'équivoque de l'oracle, l'incertitude liée à la probabilité.

Il s'agit en effet de prédictions statistiques. On ne prédit pas : on prédit un risque. Prenons par exemple le classique double test à la fin du premier trimestre de grossesse qu'on pratique pour évaluer entre autres le risque de trisomie 21, caractéristique du mongolisme ou syndrome de Down. Il s'agit d'un test de dépistage – le dépistage d'un risque – qui ne permet en aucun cas de prédire avec certitude si le fœtus est atteint ou non du syndrome de Down. Les futurs parents reçoivent un chiffre, par exemple un risque de 1 sur 380 qui est considéré comme la limite à partir de laquelle une amniocentèse s'impose. Ils se retrouvent face à ce chiffre et doivent décider de passer ou pas à une amniocentèse. Déjà la formulation du chiffre est en elle-même complexe : 1 sur 380 représente par exemple quelque chose comme un individu dans un amphi ou une salle de cinéma, c'est-à-dire quelque chose de tout à fait représentable. Si on exprime la statistique différemment, en disant qu'il y a 99,7 % de chances que l'enfant soit normal, cela donne l'impression de tout à fait autre chose, qu'il y a une majorité qui n'est pas atteinte et que finalement il s'agit d'un risque minime. Face au risque défini par le double test de la fin du premier trimestre, la question se pose de faire une amniocentèse. C'est au couple de décider. La médecine prédictive de nos jours informe, mais ne donne pas de conseil. Bien informer passe cependant par le fait de donner aussi le risque de fausse couche suite à une amniocentèse, qui est de 1 sur 200. Et voilà cette femme enceinte et le futur père confrontés à deux chiffres : 1 sur 380 = risque que l'enfant soit atteint ; 1 sur 200 = risque de conséquences négatives de l'amniocentèse. Comment peuvent-ils décider entre le risque de trisomie et le risque de fausse couche ? Ces deux risques se font face, comme des chiens de faïence. Demanderont-ils conseil, peut-être à un autre médecin ? Tout conseil est à risque, comme ce gynécologue qui a finalement dit à des parents de ne pas faire l'amniocentèse. La femme avait eu dans les antécédents six fausses couches et de très nombreux traitements de la stérilité pendant plusieurs années. Donner un conseil, c'est prendre un risque : les parents ont suivi ce que proposait le médecin et un enfant est né avec une trisomie. Ils se sont retournés contre celui qui leur avait donné ce conseil, qui était lui-même mortifié d'avoir accédé à leur demande et pris dans une culpabilité ravageante.

La prédiction ne s'énonce que très rarement comme une certitude. Comme nous l'avons déjà mentionné dans le chapitre précédent, elle s'exprime sous forme statistique. La fréquence connue d'un trouble dans une population n'est pas une probabilité. Il faudrait en effet plutôt calculer une prédiction, se référer à la valeur prédictive des critères qu'on retient pour calculer le risque. Mais le choix reste difficile. La seule chose certaine, c'est qu'il y a un risque et que celui-ci ne peut être exprimé que sous forme d'une probabilité. Mais de cette probabilité il est difficile de conclure à une décision. C'est ainsi qu'on fait face à un paradoxe étrange, celui qu'on peut désigner comme le paradoxe de la « certitude de la probabilité[4] ».

Mais il y a aussi le fait que la prédiction ne prédit pas le risque de ce qui pourrait se produire d'autre que ce que l'on cherche à prédire. Dans toute grossesse, il y a toujours un risque génétique de 2 %, quoi qu'il en soit. C'est ce qu'on pourrait appeler le paradoxe de l'autre de la prédiction. Comme ce couple qui est resté sidéré après qu'on lui a donné la nouvelle rassurante qu'il n'y avait que 2 % de risques que le trouble génétique qu'il redoutait soit présent. Par contre, le généticien a dû expliquer parallèlement qu'il pouvait aussi y avoir aussi, en plus, 2 % de risques d'autres troubles génétiques non recherchés dans l'analyse. Cette juxtaposition les a laissés sidérés. Même si le risque était bas, il était tout à coup doublé. Ce n'était plus le 2 % qui les préoccupait, mais le doublement du risque. Ce risque en excès les a projetés dans l'angoisse.

Que faire par rapport à ces informations paradoxales ? C'est là qu'on retrouve la question du pari. Dans les situations limites, il reste au couple de faire un pari sur l'avenir. C'est particulièrement frappant dans les situations limites. C'est ce qu'a très bien montré Mathilde Morisod Harari[5] à propos des anomalies des chromosomes sexuels, comme le triple X ou le syndrome du chromosome Y supplémentaire. Ces syndromes sont reconnus aujourd'hui comme n'impliquant pas de conséquences graves, alors que leur définition était précédemment assez lourde : les sujets présentant un triple X étaient considérés comme à risque de devenir des femmes schizoïdes ou débiles, avec des troubles du comportement sexuel ; le syndrome du chromosome Y supplémentaire a été un temps considéré comme conduisant à un risque de comportement criminel. Mais tant les triples X que le chromosome Y supplémentaire ont été étudiés en analysant des groupes spécifiques et pas une population générale, comme cela aurait dû se faire. Par exemple, le Y supplémentaire a été découvert dans des populations carcérales, et un lien de causalité a été trop vite établi entre cette anomalie et le comportement criminel, sans le vérifier en effet dans une population tout venant. Ces données relatives à ces anomalies génétiques ont impliqué un fort taux d'interruptions thérapeutiques de grossesse. On avait jusqu'à 80 % d'interruptions alors qu'aujourd'hui, suite à l'évolution historique de la définition de ces syndromes, il n'y a plus que 30 % des couples qui choisissent d'interrompre[6].

Ces situations particulières de choix en situation d'incertitude sont particulièrement angoissantes. Et l'angoisse force le pari, pour aller au-delà de l'angoisse. Le pari est comme un acte qui coupe dans le processus délibératif de la pensée. Tout se passe comme s'il n'y avait pas d'autres moyens de sortir du paradoxe de l'incertitude liée à la prédiction que celui du pari. Ce qui n'empêche que le pari reste toujours singulier, propre à chacun.

À chacun son pari : la voie prise reste toujours singulière. Pour une même prédiction, avec la même probabilité, on aura toujours des réponses différentes au cas par cas. Une problématique prénatale identique avec une prédiction identique peut amener des destins radicalement différents. Ce qui fait que le cas par cas est aussi présent en médecine prédictive quelle que soit l'universalité du savoir en jeu.

Cette singularité de la réponse n'est pas que dans le choix qui est fait, suite à la prédiction qui a été prononcée. La réaction du sujet confronté à la prédiction est en effet aussi singulière parce qu'elle implique une autre ligne de causalité que celle de la prédiction proprement dite. Ce qui est prédit n'est pas la seule cause matérielle des effets produits. Il y a bien d'autres lignes de causalité en jeu que celles mises en avant par la prédiction, qui ne touche qu'un secteur spécifique de la complexité de ce qui fait la vie d'un individu, de ses déterminations et, au-delà de celles-ci, de ses choix.

La prédiction peut se révéler bien sûr en elle-même traumatique. Elle peut laisser démuni, désorienté, perplexe, sidéré. Ce qui est prédit ne peut pas être représenté : le sujet se retrouve pris en défaut pour penser ce que cela implique. Sidéré, comme dans le traumatisme, il fait face à un trou. Toutes sortes d'autres dimensions viennent s'engouffrer dans ce trou de l'impensable, qui sont relatives à l'histoire du sujet, à la conflictualité qui l'habite, aux scénarios fantasmatiques inconscients qui lui sont propres : celles-ci produisent leurs effets dans bien d'autres registres que ce qui a été prédit. Et la scène se remplit de bien autre chose, d'un tout autre ordre, que ce qui avait été prédit.

La prédiction enclenche aussi le surgissement de multiples théories étiologiques qui très souvent ne correspondent en rien avec la réalité médicale prédite. Les sujets construisent des fictions, des raisonnements, des enchaînements de causalité qui parfois n'ont rien à voir avec la réalité scientifique qui sous-tend ce qui est prédit. Il faut être très attentif au fait que ces théories étiologiques, en particulier chez les enfants, n'incriminent souvent qu'un seul parent dans la responsabilité du trouble génétique, très souvent la mère, qui est toujours là pour porter toutes les fautes.

Certaines théories étiologiques sont aussi très subtiles, comme cet enfant aveugle suite à des gènes récessifs, transmis par chacun de ses parents, la maladie s'exprimant chez lui. Au lieu de mettre en accusation les parents, son père et sa mère, dans le problème qui le frappe, il remonte plus loin dans les générations, en disant que, finalement, selon lui, la génétique, c'est réellement du hasard absolu : le hasard qui fait que dans telle famille, à tel moment, une mutation s'est produite, ou un gène a été introduit, tout cela étant ensuite transmis jusqu'à lui. Combien de hasards ont dû se produire pour que cette réalité s'impose finalement à lui ? Son raisonnement dont le but est d'abord de soulager chacun de sa culpabilité est finalement extrêmement pertinent : une causalité aussi forte que la causalité génétique peut en effet être interprétée en termes de hasard, dès lors qu'on fait remonter la causalité au-delà de la simple transmission génétique.

En tout cas, on peut se trouver confronté à des réactions subjectives très différentes face à une prédiction. Être porteur d'un gène, même pathogène, peut être vécu par certains comme le signe d'une appartenance, comme l'a montré Marta Vitale[7], à partir de sa pratique en oncogénétique prédictive. Un patient issu d'une famille qui présentait un risque génétique pour le cancer du côlon a ainsi demandé une investigation. L'équipe génétique est parvenue à démontrer qu'il n'était pas porteur du gène et le lui a annoncé, imaginant un soulagement de sa part. Au contraire, le patient s'est fortement déprimé suite à ce résultat négatif, le vivant comme une perte d'appartenance, une exclusion de la lignée, comme s'il se retrouvait hors de sa famille, rejeté d'un destin familial marqué par cette mutation familiale. Le trouble génétique devient un signe d'appartenance comme dans l'exemple donné au chapitre précédent à propos du couple de lesbiennes sourdes qui voulait concevoir un enfant sourd, afin que celui-ci fasse partie de leur communauté. On pourrait retrouver ce phénomène avec toutes les maladies chroniques marquées par une culture spécifique.

Il y a aussi le risque que la prédiction vienne faire disparaître complètement certaines populations de malades qui défendent le droit de vivre avec une telle maladie – malgré le poids que cela représente pour elles et pour la société. On pourrait prendre l'exemple du refus du diagnostic prénatal dans le cas de la mucoviscidose. On a isolé la prédiction comme un trop-plein de savoir, traumatique. En contrepoint, il peut y avoir une volonté de ne pas savoir, un refus de savoir, une revendication à un droit de ne pas savoir. Lorsqu'un enfant est déjà atteint dans une famille, faire un test pour le suivant peut être vécu par les parents comme porteur d'un message pour l'enfant déjà là, un message qui lui dirait : « Si on avait su, on n'aurait pas conservé la grossesse. » Ce qui fait que dans cette situation du diagnostic prénatal pour une maladie monogénique comme la mucoviscidose, on peut trouver ceux qui font le test et interrompent la grossesse, ceux qui refusent de faire le test et ceux qui font le test et ensuite excluent l'interruption de grossesse. Tout dépend de la signification qui est donnée à la démarche par rapport à un enfant déjà là, lui-même atteint de la maladie – ce qui est justement la situation type d'accès à une investigation prédictive...

Lorsque est apparu un test possible suite aux avancées de la génétique permettant un diagnostic prénatal de la mucoviscidose, les associations de patients et de parents se sont mises ensemble pour organiser une journée avec comme thème : la vie avec une mucoviscidose vaut-elle la peine d'être vécue ? Chacun s'interrogeait sur le fait de savoir quel aurait été son destin si le test avait existé avant sa naissance. Seraient-ils là ? Ils portaient tous un badge sur lequel était écrit : « Je tousse mais je ne mords pas ! » Finalement, ils ont écrit au gouvernement pour demander le respect de la totale liberté des couples, ou des mères, d'accepter ou de refuser le test, et réclamer qu'il n'y ait pas de sanction s'ils ne l'avaient pas fait et que naissait un enfant avec mucoviscidose. En effet, ils avaient la crainte que le fait de ne pas l'avoir fait ou de ne pas avoir interrompu la grossesse conduise à des pénalités en termes de remboursement des soins par l'assurance. Ils revendiquaient ainsi le droit de ne pas savoir sans sanction de la part du système d'assurance !

On retrouve ici le fait que le système de santé tient sur un non-savoir radical. Ce non-savoir permet la solidarité et la réciprocité. Dès lors qu'une prédiction est en jeu, cette solidarité tombe, remplacée par un risque ségrégatif, à travers une discrimination entre ceux qui sont porteurs d'un risque et ceux qui ne le sont pas, avec en conséquence également une différence dans les coûts d'assurance ou les coûts des soins. Il y a un vrai vertige social par rapport aux conséquences qui pourraient survenir suite à la possibilité de prédire. Peut-on imaginer que les coûts d'assurance soient différenciés en fonction des risques génétiques ou prédictifs, avec des options, comme pour les autres produits du marché, une voiture par exemple ? Cette mise en crise est encore à venir. Elle nécessiterait une réflexion globale sur les plans tant éthique que politique ou économique.

Lorsqu'on parle de prédiction aujourd'hui en clinique périnatale, c'est à propos de la prédiction génétique. La prédiction génétique est une chose. La prédiction sociale en est une autre, qui ne doit pas être recouverte par les enjeux de la génétique. On pourrait même dire de la prédiction génétique qu'elle est l'arbre qui cache la forêt de la prédiction sociale. Les travaux de Michael Marmot, notamment son concept de *social status syndrome*[8], sont très intéressants sur ce plan. Ils bouleversent même certaines représentations. Ainsi que ce n'est pas le col blanc, le banquier, stressé, postmoderne, qui est à risque cardio-vasculaire, mais l'ouvrier au chômage. C'est ce dernier qui va faire un infarctus. Il est plus douloureux de subir que d'agir en termes de risque.

Quoi qu'il en soit, toute prédiction dévoile inévitablement l'infini de ce qui ne peut pas être prédit. C'est ce qu'évoquent d'ailleurs spontanément les patients face à une prédiction. D'ici à ce que la maladie qui leur est prédite soit effective, il peut aussi leur arriver bien des choses. La prédiction ne maîtrise pas tout, loin de là. Au-delà de la prédiction, on reste face à l'imprévisible, à l'incidence toujours possible de la contingence, de toutes sortes d'autres causalités que celles prédites. On reste face à l'imprédictibilité radicale du devenir. On ne peut pas fixer un sujet à ses seuls déterminants génétiques. La causalité est multiple. Le devenir dépend d'autres coordonnées que celle qui le déterminent. La causalité prédite peut être subvertie, ne serait-ce que par les choix du sujet qui peuvent venir bouleverser son devenir[9].

La clinique de l'inattendu est inséparable de la clinique de la prédiction. L'imprédictible est indétachable du prédictible. Comment s'orienter entre le destin et le hasard ? Finalement le destin n'est peut-être qu'une croyance. De même pour ce qui paraît le déterminer. Peut-être se retrouve-t-on inévitablement comme la fameuse statue-girouette de Bernardo Falcone sur la Punta della Dogana à Venise. Les yeux bandés, elle est prise par de perpétuels mouvements aléatoires. On peut en faire le symbole de la contingence tant que de l'instabilité de la fortune au sens mythologique du terme, qui reste aussi en jeu dans les situations où le destin est prédit.

4

L'espoir préimplantatoire

Que peut-on prédire ? Jusqu'où peut-on prédire ? Depuis quand ? Quand on sait ce qu'on cherche à éviter à travers une prédiction, le but est de le faire le plus tôt possible, de prédire ce qui va survenir avant que ce soit là, avant que cela ait débuté, peut-être même avant tout commencement. Le diagnostic préimplantatoire, en passant par une procédure de fécondation *in vitro*, cherche à réaliser la prédiction le plus en amont possible, en sélectionnant des zygotes qui ne soient pas atteints. On veut non seulement prédire mais sélectionner : implanter le zygote sain et écarter les autres sans les laisser se développer.

Il est vrai que le projet de toute prédiction vise à savoir avant que ce qu'on redoute ne soit déjà là, savoir plutôt que prédire quelque chose qui est déjà en cours, qui a déjà commencé. L'enjeu est d'être du côté de Prométhée, celui qui pense d'abord, plutôt que d'Épiméthée, celui qui pense trop tard. En même temps, qu'on soit prométhéen ou épiméthéen, comme le dit Jean-Pierre Vernant[1], on vit toujours sur le mode de l'attente et dans le risque d'une prévision qui ne soit pas une vraie prédiction, qui ne soit pas ce qu'il fallait savoir. On peut se tromper de savoir, ne pas se focaliser sur le savoir qu'il faut.

Le mythe de Prométhée, c'est aussi celui de la fabrication de Pandore[2], cette fabrication de toutes pièces, cette ruse de Zeus pour se venger de Prométhée, qu'il crée pour amener le malheur aux hommes : « Tu as volé le feu, je vais donc faire don aux hommes d'un *kalon kakon*, d'un malheur resplendissant[3]. » Pandore tente de séduire Prométhée. Celui qui pense d'abord devine la ruse. Il la rejette. Son frère jumeau, Épiméthée, lui par contre qui pense trop tard, tombe dans le piège et toute une série de fatalités s'ensuit. Parce qu'avec Pandore vient aussi le mythe de la boîte de Pandore, cette jarre que Zeus lui avait interdit d'ouvrir. Pandore ne résiste pas à la curiosité. Elle l'ouvre, et tous les maux qu'elle contient, ce qu'elle ne sait pas, se répandent sur la terre. Elle veut la refermer. Trop tard. La maladie, la souffrance, la vieillesse, la fatigue, le deuil ont déjà envahi le monde. Seule l'espérance reste à l'intérieur. Il n'y a plus que l'espoir. Mais que peut-on espérer ?

Les maux sortis de la jarre, selon Vernant, ont une double particularité, c'est d'être invisibles et inaudibles : « Le texte insiste là-dessus : on ne les voit pas. On ne peut pas les repérer à l'avance, ils n'ont aucune apparence, aucune forme visible. Ils ne préviennent pas et pourtant on sait qu'ils sont là[4]. » On ne peut que tenter de les voir, tel est le but de la prédiction. Le choix de prédire n'est donc pas sans vertige. Encore plus quand la prédiction précède la conception et qu'elle s'accompagne d'une sélection du zygote qui va être implanté.

Un des modes actifs de prédiction est *en effet* le choix d'un zygote avant l'implantation, entre la procréation et la gestation, en fonction de ses caractéristiques génétiques. C'est une prédiction par sélection. C'est ce qui est au cœur du diagnostic préimplantatoire. Il s'agit de réaliser une fécondation *in vitro*, puis de sélectionner un zygote qui ne serait pas porteur du risque génétique. Sommes-nous revenus à l'*hubris* en jeu dans le mythe de Prométhée et au dépassement de toute limite dans la fabrique de l'humain ?

Le débat est ouvert sur ce type de technique : si le diagnostic préimplantatoire est accepté comme principe dans de nombreux pays, le règlement d'application de la loi qui l'autorise n'est pas sans débat, en particulier sur le fait de savoir quels diagnostics introduire dans les stratégies de sélection en amont de l'implantation. Pourtant, sur son principe même, on peut se demander d'où viennent les résistances au diagnostic préimplantatoire et quelles en sont les sources subjectives. Bien sûr, il y a toujours en perspective le risque d'une tentation eugénique, avec tout le débat éthique comme le réquisitoire de Jürgen Habermas contre l'eugénisme dit libéral[5] et la tendance vers un libre-service génétique.

Pourquoi ne faudrait-il pas autoriser le diagnostic préimplantatoire ? Pourquoi ne pas dépister des pathologies génétiques en cas de risque familial avant l'implantation, permettant du même coup d'échapper à la problématique de l'interruption thérapeutique de grossesse ? Finalement, pourquoi ne pas soulager l'humanité de certaines maladies aujourd'hui prédictibles, libérer l'humanité de certains maux ? On mesure la portée du débat éthique et politique, du projet de société qui est contenu dans la problématique très spécifique du diagnostic préimplantatoire.

Le diagnostic préimplantatoire avec sélection du zygote pose la question du choix. Qu'est-ce que choisir ? D'ailleurs faut-il choisir ? Cette question se pose lorsqu'on peut intervenir par rapport à un destin prédéterminé. Le choix implique la problématique du doute. On peut rester pris dans le

« ou bien… ou bien[6] » qui, à force de délibérations, peut devenir un « ni ni ».

Le choix semble indissociable de la question de la perte. N'y aurait-il pas de choix sans perte ? Cette perte peut être insupportable, mais elle peut aussi être impensable. Comme c'est le cas avec les zygotes surnuméraires pathologiques éliminés en cas de diagnostic préimplantatoire : que sont-ils effectivement ? Comment les considérer ? Par ailleurs, le choix d'un zygote n'est pas sans risque. Si on a sélectionné un zygote par rapport à un critère, que peut-on savoir de ce dont il serait porteur par ailleurs, y compris sur le plan génétique ?

À ce moment-là, si on entend garder une des alternatives du choix, l'autre disparaît, mais en écornant la partie choisie. C'est le cas par rapport aux risques méconnus qu'on pourrait inclure lorsqu'on choisit d'éliminer un autre risque. Un risque peut en effet en cacher un autre. C'est la tension qui est sous-jacente, au-delà de toute problématique eugénique, dans l'opération du choix d'un zygote en diagnostic préimplantatoire.

Ce qui est important de réaliser dans ce débat complexe, c'est que dans l'alternative du choix entre en jeu inévitablement un facteur létal[7], qu'on ne peut soustraire. C'est peut-être sur celui-ci que butent tous les débats autour des problématiques ouvertes par le diagnostic préimplantatoire : on n'échappe pas à la mort – au facteur létal – mis en jeu par le choix. On sacrifie inévitablement quelque chose. Avec ce facteur létal s'installe aussi l'ambivalence et, avec elle, la culpabilité.

Cette culpabilité peut paralyser. Elle renvoie au fantasme inconscient déjà évoqué, central dans la question de la prédiction, mais encore plus dans le cas de diagnostic préimplantatoire, à savoir le fantasme de tuer un enfant[8]. On le retrouve aussi dans le mythe de la naissance du héros, revisité par Otto Rank : soit l'enfant exposé meurt, soit il devient héros[9]. On le retrouve encore dans les contes de fées, entre ogres et marâtres, jusqu'au Petit Poucet, qui réalisent toutes sortes de mises en scène du meurtre de l'enfant. On trouve ce meurtre sous toutes les formes possibles, jusqu'à la dévoration, comme dans le conte du Genévrier où l'ogre finit par manger son fils, même si c'est sans le savoir – celui-ci a été tué par la marâtre, sa femme, et mis dans un ragoût dont les délices lui feront dire qu'il n'a jamais rien mangé d'aussi bon.

Le diagnostic préimplantatoire vise à soulager des souffrances tant pour un enfant à venir que pour ses parents. Il ne faut pas l'oublier. Il est effectivement très important que le débat éthique que soulève le diagnostic préimplantatoire – en particulier quant à son application et à son degré d'extension, jusqu'au choix du sexe sans autre raison que le droit à ce choix – ne bloque pas cette voie importante et nouvelle en médecine prédictive. Ce serait l'objet d'un livre en soi que de retracer tous les arguments et aussi les types de résistances soulevées, tant du côté des éthiciens que des médecins ou des associations de patients. Ces débats sont d'ailleurs souvent poussés à l'extrême ; ils occupent le devant de la scène, peut-être en venant recouvrir d'autres pratiques comme celles du diagnostic prénatal, moins débattues publiquement bien que plus fréquentes et acceptées dans le cadre du contexte général de l'interruption thérapeutique de grossesse. La question reste de savoir ce que représente le fait de vivre une vie avec une maladie chronique[10] ou une maladie grave déjà prévue et annoncée avant même qu'elle ne se déclare. Le diagnostic préimplantatoire permet d'éviter ce type de contraintes, de les court-circuiter avant l'implantation du zygote.

Mais on est aussi obligé de penser à ce qui pourrait se produire hors limite ; cela fait en effet partie d'une conscience éthique alertée. On a déjà cité le choix de l'enfant par rapport au sexe, mais il peut y avoir aussi toutes sortes de déviations dans l'utilisation du diagnostic préimplantatoire. On peut imaginer une utilisation paradoxale de ce type de technique pour concevoir des enfants malades, à des fins d'appartenance identitaire[11], nous l'avons dit. Mais il peut y avoir aussi toutes sortes d'autres critères en amont de l'implantation, selon des stratégies ségrégatives. On pourrait être tenté d'éliminer certains risques individuels ou sociaux en fonction de la connaissance des participations génétiques impliquées dans certains troubles, comme dans les maladies dégénératives, mais pourquoi pas aussi dans les conduites impulsives ou violentes, ou dans la vulnérabilité au suicide... Toute l'énergie des débats en cours autour du diagnostic préimplantatoire vise à éviter ce type de dérive, pour laisser les humains sujets au hasard, soumis à la variabilité individuelle et à la liberté de ne pas être vus seulement comme issus d'une détermination génétique. D'ailleurs la génétique bute sur les facteurs épigénétiques, les variations interindividuelles, les vulnérabilités et les trajectoires singulières[12] qu'on admet de plus en plus comme résultant de facteurs multiples et pour une part imprévisibles.

Bref, on peut toujours être pris par la passion d'avoir un enfant parfait, correspondant à un idéal qui peut se révéler être ensuite particulièrement pesant, aliénant pour l'enfant. Mais quoi qu'on veuille maîtriser à travers un diagnostic préimplantatoire pour épargner à un enfant à venir une maladie génétique, qu'on choisisse qu'il soit issu de tel zygote plutôt que de tel autre ne préjuge pas de ce qui va advenir en aval de ces techniques.

Tout choix qui implique un enfant programmé est toujours à risque de nous projeter dans *Le Meilleur des mondes* de Aldous Huxley[13], avec la fabrication d'un enfant idéal aux yeux d'une certaine vision de la société, un enfant programmé pour satisfaire des attentes plutôt qu'un enfant accepté d'emblée tel qu'il sera, au-delà de la tyrannie du narcissisme parental ou des idéaux sociétaux.

Revenons plus précisément sur ces exigences narcissiques. Freud, comme on l'a vu, corrèle en effet l'enfant au narcissisme des parents[14] – qu'on pourrait étendre, pourquoi pas, à un narcissisme familial, voire collectif. L'enfant serait là d'abord pour remplir une mission narcissique : accomplir les rêves et les désirs des parents. À partir du narcissisme, on ne rencontre que soi-même dans l'enfant, une part idéalisée de soi, non atteinte : on ne rencontre pas l'enfant tel qu'il est. Cela peut créer une relation extrêmement tendue à l'enfant, d'autant plus quand celui-ci ne peut satisfaire ce qui est attendu de lui – ce qui est par ailleurs inévitable dans la mesure où ce qui est réellement voulu de l'enfant est aussi au-delà de lui-même[15]. En effet, la maladie et la mort devraient être contrées par lui. Comme l'écrit Freud, « maladie, mort, renonciation de jouissance, restrictions à sa propre volonté ne vaudront pas pour l'enfant, les lois de la nature comme celles de la société s'arrêteront devant lui, il sera réellement à nouveau le centre et le cœur de la création[16] ». Par l'enfant, on voudrait échapper aux limites de l'humain, échapper à l'incontournable de la mort, inévitablement en jeu avec le fait même de la procréation et de la naissance. C'est donc une immortalité impossible qu'on voudrait atteindre à travers lui : dans la mesure où celui-ci ne peut l'offrir, la relation peut se compliquer avec lui, à la mesure de ce qu'on attendait consciemment ou inconsciemment de lui. L'enfant dès lors peut devenir décevant, frustrant et même persécuteur par le fait de ce qu'il n'incarne pas : il peut se faire rejeter, être la cible d'une agressivité, sans qu'on réalise que cela n'a rien à voir avec lui.

La mort est en jeu dans le diagnostic préimplantatoire, par le fait de choisir, d'éliminer d'autres zygotes. Cette mort doit trouver une place symbolique dans les stratégies de ces techniques. Elle ne doit pas s'en trouver rejetée, forclose. Sinon elle risque de faire retour, par exemple contre l'enfant qui en est issu, du fait qu'il ne remplit pas certaines attentes, ou dans la position des parents par rapport aux zygotes exclus de la procréation qui pourraient devenir comme des fantômes d'avant l'origine. C'est aussi une condition pour qu'un enfant puisse advenir au-delà de ses conditions d'origine ou de fabrication[17].

Quoi qu'il en soit, le diagnostic préimplantatoire est engagé dans une stratégie contre la mort. Il faudrait encore évoquer à ce propos une application particulière du diagnostic préimplantatoire qui permet la conception d'un enfant pour en traiter un autre déjà là, qui a été désignée dans les médias par les termes de « bébé médicament ». Il s'agit de sélectionner un zygote non atteint de la maladie génétique dont souffre un frère ou une sœur, pour réaliser à partir de celui-ci une greffe afin de sauver cet enfant malade. On conçoit donc un enfant sain pour sauver un enfant malade. Ce projet peut souffrir de projections. On peut voir l'enfant sauveur comme un enfant fait objet, instrumentalisé par rapport à l'autre déjà là, un donneur de cellules et non pas un enfant à part entière. Une injection de cellules est aussi une injection imaginaire. Une greffe de cellules – de même qu'une greffe d'organe – est toujours aussi une greffe d'imaginaire[18]. On le voit déjà dans les termes encore mouvants utilisés pour désigner ces bébés conçus pour sauver un autre enfant. Les termes de bébé médicament sont de façon évidente très réducteurs et ne donnent en eux-mêmes pas de place à l'enfant à venir en tant qu'enfant : celui-ci reste réduit à un statut d'objet dans le traitement d'un enfant déjà là. On a proposé de le dire « bébé sauveur » ou « bébé docteur » ou « enfant donneur », ce qui lui donne une mission plutôt que d'être réduit au fait de fournir des cellules pour un autre. Si on le dit « bébé médicament », il n'est plus que les cellules qui seront données pour sauver un autre enfant. Si on dit le « bébé sauveur », il a une mission, c'est lui qui sauve. René Frydman, qui a réalisé la première conception de ce type en France en 2011 pour sauver une sœur atteinte d'une bêta-thalassémie, propose plutôt l'appellation « bébé de l'espoir », ou « bébé du double espoir[19] » – avec comme premier espoir celui de faire naître un enfant sain, qui ne soit pas porteur de la maladie génétique, et pour deuxième espoir que cet enfant conçu avec le diagnostic préimplantatoire puisse aider au traitement d'un enfant malade.

Qu'un enfant soit conçu pour un projet ne vient pas l'aliéner dans ses autres potentialités. Finalement, on fait toujours aussi un enfant pour quelque chose d'autre que cet enfant, consciemment ou inconsciemment. Personne ne sait vraiment ce qui a présidé à sa conception. On est peut-être tous là pour quelque chose d'autre que soi[20]. Il se peut par exemple qu'un enfant ait été conçu à un moment où le couple de ses parents était en difficulté, pour les souder à nouveau juste au moment de la rupture. Quelle que soit la raison pour laquelle est conçu l'enfant, les parents faisaient autre chose en le faisant, pour paraphraser une nouvelle fois la phrase de Pascal Quignard[21].

La procréation s'oppose imaginairement à la mort tout en la contenant, puisque en introduisant à la vie, elle l'introduit à la mort. Dans le cas du bébé du double espoir, la procréation avec diagnostic préimplantatoire apporte la vie pour un autre enfant en même temps qu'elle sauve l'enfant d'une maladie génétique. C'est une autre manière de réintroduire le registre de l'immortalité qui est en jeu dans la procréation et dans la généalogie[22]. L'enfant du double espoir est un enfant de la vie, d'une vie possible, du moins pour un temps, au-delà de la mort au travail dans la maladie.

Se pose aussi évidemment la question de la fratrie. Quel va être l'effet chez l'enfant receveur du don de l'enfant qui est venu à la vie dans la mission de le sauver ? On connaît les dettes et les mandats entre les générations. Là on aurait presque une situation extrême, voire réifiée. Le bébé du double espoir peut être porteur d'un lien d'exception dans la fratrie, mais il peut aussi créer un rapport asymétrique de dette, de jalousie, ou de culpabilité – en particulier une culpabilité du côté du receveur. Mais il faut bien réaliser que les rapports complexes dans une fratrie, les rivalités entre les frères, existent quoi qu'il en soit, sans forcément être liés à un événement aussi marquant qu'une conception de l'un pour sauver l'autre[23].

Quoi qu'il en soit, dans la vie, il n'y a pas qu'une seule ligne de causalité en jeu. On ne peut pas tout ramener au choix de la conception et aux aléas qui l'entourent comme une cause à tout faire de ce qui advient. Il faut au contraire se méfier des causalités excessives qui deviennent des prescriptions, des places assignées, des pièges de causalité dans lesquels pourraient tomber aussi bien le bébé du double espoir que l'enfant qui a pu être sauvé grâce à celui-ci.

Il faudrait par conséquent permettre à une fratrie engagée dans ce type de lien de ne pas rester traumatiquement fixée sur le fait que le bébé du double espoir a sauvé l'aîné. Il faut faire en sorte que cet enfant devienne un sujet à part entière, sans être sans cesse ramené à la fonction de sa conception, à sa fonction par rapport à son frère. On doit le laisser devenir le créateur de la vie, le créateur d'un devenir qui passe par le fait d'avoir pu permettre à un frère ou à une sœur une vie meilleure : on peut imaginer pire destin pour un sujet à sa naissance !

La procréation
dans les filets de la prédiction

Les possibilités des biotechnologies de la procréation et de la prédiction laissent perplexe. On passe d'un vertige à l'autre. Du vertige de l'origine au vertige de la différence jusqu'au vertige du destin. Procréation et prédiction peuvent s'imbriquer. La procréation peut se prendre dans les filets de la prédiction. Être même au service de la prédiction. Qu'est-ce qui en découle ? Comment aborder ce qu'elles suscitent ? Tout cela peut-il aller jusqu'au risque d'un retour aux tentations eugéniques ?

Pour aborder cette question, il faut d'abord réaliser que les procréations médicalement assistées amènent à une série de disjonctions, sur la base desquelles une conjonction entre procréation et prédiction peut être envisagée et même se généraliser.

Les biotechnologies périnatales disjoignent en effet d'une façon concrète origine, sexualité, procréation, gestation, naissance et filiation. Elles clivent ces différentes dimensions l'une de l'autre en intervenant spécifiquement sur chaque registre qui se trouve porté à sa limite par l'impact des biotechnologies : aux limites de la conscience, parce qu'on ne se représente pas vraiment ce dont il s'agit ; aux limites de la transgression, par le fait que ces disjonctions désarticulent la loi naturelle de la loi symbolique ; aux limites du langage, en ce qu'elles touchent à ce que celui-ci ne peut appréhender.

Nous allons reprendre dans ce chapitre, de façon systématique, chacune des disjonctions introduites par les biotechnologies de la procréation. Ces disjonctions constituent aussi des repères nécessaires pour s'orienter dans la clinique des effets subjectifs des procréations médicalement assistées, qui réalisent parfois les fantasmes qui entrent en jeu, consciemment ou inconsciemment, dans toute procréation.

Les procréations médicalement assistées disjoignent d'abord concrètement – techniquement – sexualité et procréation. En cela, elles ne font que réaliser une disjonction qui existe déjà fantasmatiquement. En effet, si un lien incontournable existe sur le plan biologique entre sexualité et procréation, on ne retrouve pas cette même évidence sur le plan subjectif où, au contraire, la sexualité est tenue hors champ de la procréation et de ses conséquences. Nous l'avons dit, face à une femme enceinte, la première chose à laquelle on pense n'est pas forcément le lien de son état actuel avec la sexualité dont il provient. Pourtant le corps enceint montre à tous les effets d'une rencontre sexuelle. De même, on ne connecte pas l'enfant qui vient de naître avec son origine sexuelle. Le lien entre l'engendrement et la sexualité est annulé, nié. La sexualité reste un hors-champ de la maternité, un hors-champ de la naissance.

Mais, en contrepoint de ce constat, il y a un paradoxe : le fait que les procréations médicalement assistées court-circuitent pratiquement la sexualité dans la procréation – même si, au niveau des gamètes, cela reste une procréation sexuée – révèle le lien : en le contournant, elles le mettent au premier plan. En coupant le lien entre sexualité et procréation, les procréations médicalement assistées obligent à le penser. Elles le montrent. Qu'on ne s'y trompe pas en effet : on y parle d'abord de sexualité, même si on pense parler de procréation. C'est ce télescopage qui rend tout cela si complexe.

Une autre des disjonctions introduites par les procréations médicalement assistées est la disjonction entre la procréation et la gestation. Celle-ci, au contraire de la précédente, introduit une rupture complète par rapport à toute procréation. On voit qu'une ligne de partage peut être définie entre des techniques qui dévoilent les enjeux subjectifs de toute procréation, et celles qui les ébranlent.

La gestation pour autrui, en contournant le lien obligé entre procréation et gestation, bouleverse les registres de la filiation. Elle introduit une lignée utérine qui ne correspond pas à la lignée génétique. Même si les gamètes en jeu sont ceux du couple qui ont eu recours à une gestation pour autrui, la filiation sur le plan juridique ne prend ses repères que par rapport au ventre maternel. D'où des démarches juridiques complexes pour rétablir la filiation, possible dans certains pays, impossible dans d'autres. On bascule vers une difficulté majeure – une impossibilité – à mettre ensemble les choix individuels, les systèmes juridiques, et les repères sociaux. Ce qui n'est évidemment pas sans conséquence sur le plan subjectif. S'ajoutant à la disjonction de la sexualité et de la procréation, la gestation pour autrui disjoint la procréation de la gestation, clivant tous les paramètres de la fabrication d'un enfant qui deviennent indépendants les uns des autres.

Que représente le fait de passer par le ventre d'une autre femme pour faire porter un enfant ? Quelle place cela donne-t-il à la grossesse, aux liens qui s'établissent pendant la grossesse, aux multiples registres des interactions qui ont lieu entre la mère et le fœtus, sur le plan de l'investissement psychique mais aussi, très concrètement, sur le plan de la transmission épigénétique ? Du côté de l'enfant : quelles traces relationnelles ou épigénétique la grossesse laisse-t-elle ? Du côté de celle qui réalise la grossesse : que deviendra l'investissement de l'enfant qu'elle a porté pendant toute la grossesse ? Qu'elle le veuille ou non, quelque chose s'est mis en place. Le destin de la femme qui a réalisé la grossesse est par trop écarté des débats sur la gestation pour autrui, qui prennent trop souvent leurs seuls repères du côté de ceux qui demandent l'intervention. Qu'adviendra-t-il de la femme qui a réalisé la gestation ? Qu'adviendra-t-il de son mari ou de son compagnon si elle est en couple ? Qu'adviendra-t-il de ses autres enfants, si elle en a déjà, qui l'ont vue enceinte d'un enfant qu'elle va remettre à d'autres ? Sans compter la question de la marchandisation du corps, de la violence sociale que peut impliquer ce type de démarche où ceux qui ont les moyens exploitent le corps de celles qui ne peuvent pas faire autrement. Toutes ces questions viennent avec le fait de court-circuiter la grossesse en passant par le corps d'une autre femme.

Les procréations médicalement assistées qui impliquent un don de sperme, d'ovule ou d'embryon, pour autant que de telles démarches puissent être juridiquement admises, amènent à disjoindre la transmission génétique et la filiation. Ce type de disjonction est d'autant plus troublant que la représentation contemporaine de la filiation donne une place majeure à la lignée biologique. Un des signes de cette prééminence se retrouve dans l'usage de plus en plus fréquent des tests de paternité. Ira-t-on de même vers des « tests de maternité » relativement aux dons d'ovules ou de zygotes ?

Le fait de pouvoir séparer l'ovocyte de la mère introduit une disjonction dans la lignée maternelle, entre la mère qui a donné l'ovule, celle qui porte l'enfant, celle qui va être effectivement dans la position d'être la mère qui accueille l'enfant. La mère peut ainsi devenir multiple et potentiellement aussi incertaine que le père.

L'origine peut ainsi se trouver doublement disjointe : du côté paternel et du côté maternel, le don d'ovules impliquant un renversement des certitudes et des incertitudes. Avant la possibilité du don d'ovules, on était dans le registre du *mater certa est, pater incertus*. Avec le don d'ovules, on peut faire basculer ce registre classique en introduisant la mère comme possiblement incertaine : on passe donc du *mater certa est, pater incertus* à son envers : *pater certus est, mater incerta*. Mais, surtout, on peut créer un double registre d'incertitude combinant le *pater incertus* avec la *mater incerta*. En effet un don d'ovocytes peut être cumulé avec un don de sperme. Ce à quoi on pourrait ajouter le fait de passer en plus par une gestation pour autrui. Si bien que tous les modes d'origine – tant maternelle génétique que maternelle utérine, ou que paternelle – peuvent devenir incertains.

Reste à mesurer les conséquences pour la culture de passer de la représentation de mère certaine à celle de mère incertaine. En tout cas, il devient de plus en plus plausible pour un enfant ou pour un conjoint de se questionner sur une filiation prétendument établie. La mère est devenue autant l'objet d'une possible investigation que le père. Les tests ADN, qui sont en vente libre sur Internet, pourraient trouver de nouvelles raisons d'être utilisés.

Quant à la gestation pour autrui, pourra-t-on un jour savoir de quel ventre maternel on provient ? Pourra-t-on suivre à la trace les empreintes épigénétiques ? Quoi qu'il en soit, les disjonctions introduites par les possibilités ouvertes par les bio-technologies entre le génétique, d'une part, et, d'autre part, le juridique, le social ou le psychique vont impliquer la nécessité de construire une dialectique nouvelle entre toutes ces dimensions.

Une autre disjonction est introduite par le fait de pouvoir suspendre le temps par la cryoconservation. La cryoconservation sépare les temporalités du spermatozoïde et de l'ovule, ouvrant un hiatus temporel entre leur prélèvement et leur utilisation, qui peut même devenir posthume. De même pour le zygote ou l'embryon : en interrompant le développement de l'embryon, la cryoconservation touche au différentiel temporel, permettant de bouleverser la succession des étapes qui précèdent ou suivent la procréation, amenant à des discontinuités qui permettraient même potentiellement de sauter les générations. On peut imaginer la complexité juridique quant aux héritages impliquant des partenaires cryoconservés.

La cryoconservation des ovocytes, à travers la technique de la vitrification. Celle-ci a été initialement conçue pour permettre une conservation des ovocytes en cas de traitement oncologique entraînant un risque de stérilité. Mais cette technique peut s'appliquer aussi pour qu'une femme puisse conserver ses propres ovocytes, introduisant une possibilité d'utilisation ultérieure, dite de convenance, d'ovocytes récoltés quand elle était jeune. Ce type de technologie permet de réaliser une disjonction dans le rapport à soi, permettant de réaliser ce qu'on pourrait désigner comme un don à soi-même – une nouvelle forme de don issue de l'impact des biotechnologies de la procréation. L'autoconservation a d'abord été pensée pour motiver le don d'ovocytes lorsque celui-ci est autorisé. Mais on en est venu à utiliser l'autoconservation ovocytaire pour programmer ultérieurement des grossesses en fonction d'impératifs liés aux contrats de travail, des entreprises prenant le contrôle à travers ces techniques sur la généalogie de leurs employées[1].

La somme de ces disjonctions pourrait amener à disjoindre totalement origine et filiation : ces deux registres évolueraient sans lien, alors que le raisonnement quant à la filiation continue à chercher de les nouer l'un à l'autre. Origine et filiation apparaissent dès lors comme deux extrêmes d'une relation dont l'unité est rompue par le fait de pouvoir intervenir directement sur la procréation.

Toutes ces techniques amènent à la possibilité d'isoler la procréation, détachée, d'une part, de la sexualité et, d'autre part, de la gestation. Elles obligent du même coup à penser la procréation en elle-même, alors qu'elle est peut-être ce qui est le plus irreprésentable, au centre de la série qu'on a définie avec, en amont, origine et sexualité et, en aval, gestation, naissance et filiation.

On pourrait donc parler d'une disjonction portant sur la procréation en tant que telle. C'est ainsi que les biotechnologies permettent d'intervenir directement sur la procréation, la connectant avec la prédiction. Cette série de disjonctions débouche sur une conjonction nouvelle entre procréation et prédiction, qui est le véritable enjeu éthique et sociétal de l'usage des procréations médicalement assistées – un point de bascule beaucoup plus important que les débats sur les indications sociétales de l'assistance médicale à la procréation. Tel me semble en effet être le véritable enjeu de ce qui est en cours.

Une telle conjonction entre prédiction et procréation prendrait la place du hasard dans la procréation[2]. Elle pourrait même ouvrir la voie à une sélection de l'enfant à venir, réveillant les tentations eugéniques. Une sélection pourrait en effet être introduite déjà en amont de la conception, sur la base de données concernant le spermatozoïde ou l'ovule. On entrerait ainsi dans une démarche ségrégative qui privilégie un enfant programmé selon un design visant un idéal préétabli.

À travers le développement des procréations médicalement assistées, on pourrait aller vers une utilisation de plus en plus courante de mesures prédictives autour de la conception. À ce propos, le développement des procréations dans le même sexe[3], parce qu'elles impliquent une inévitable médicalisation, pourrait participer à banaliser de plus en plus le fait de conjoindre la procréation avec la prédiction. Le fait de devoir intervenir directement sur les gamètes, séparés du corps des géniteurs conduit inévitablement à la tentation de mettre en place des diagnostics prédictifs, pour cadrer ce type de démarche nouvelle, soit sur la base de données préconceptionnelles concernant le spermatozoïde ou l'ovule, soit directement par la sélection d'un embryon au moment de l'implantation. Les démarches prédictives associées à la procréation pourraient ainsi se généraliser sur la base d'une revendication initialement considérée comme marginale et nouvelle, à savoir la procréation homosexuelle. Telle est le fait paradoxal, que pourrait entraîner la médicalisation de la procréation qu'implique nécessairement la procréation homosexuelle.

Avec le développement du séquençage du génome humain, qui permet de déterminer les facteurs de risque, on pourrait en effet en venir à une exigence de plus en plus présente de l'utilisation de démarches de dépistage à des fins préventives. Le champ de la procréation pourrait s'en trouver complètement bouleversé. Au point de faire que les hétérosexuels qui procréent sans assistance médicale, sans rien demander à quelque tiers que ce soit, sans passer par un dépistage génétique, soient considérés comme des sujets irresponsables par rapport à la communauté. On pourrait même imaginer que l'on en vienne à prendre des mesures contre le fait de vouloir procréer librement sans entreprendre aucune mesure prédictive, sans aucune assistance médicale, sans contrôle des risques introduits par la procréation. L'époque de cette « loufoquerie qu'on appelle l'amour[4] » qui fait la rencontre hasardeuse d'un ovule et d'un spermatozoïde serait-elle en voie d'être révolue ?

On réaliserait ainsi ce qu'annonçait déjà le film *Bienvenue à Gattaca* d'Andrew Niccol en 1997, qui mettait en balance une procréation sexuelle et une procréation artificielle sous contrôle génétique. Le premier enfant, Vincent, est issu d'une procréation laissée au hasard de la vie sexuelle. Conçu de façon romantique, au coucher du soleil, sur une riviera. Même si ce n'est pas la Riviera française, comme le dit la voix off de Vincent qui évoque son origine, ne dit-on pas qu'un enfant de l'amour a plus de chances d'être heureux ? Mais ce n'est plus le cas aujourd'hui : à peine né, une prise de sang permet d'analyser les risques génétiques et de faire un profil prédictif : probabilité de maladie neurologique 60 %, de dépression 42 %, de problèmes de l'attention 89 %, de problèmes cardiaques 99 %, avec un potentiel de mort précoce et une espérance de vie de 30,2 ans. Comme le dit après coup Vincent : « Je ne sais pas pourquoi ma mère a fait plus confiance à Dieu qu'au généticien du coin. » C'est ce que ses parents ne répéteront pas pour la conception de l'enfant suivant, Anton, où ils passeront par une conception médicalement assistée : les ovocytes de la mère ont été fécondés par le sperme du père ; parmi les zygotes obtenus, deux futurs garçons et deux futures filles, tous sains, ont été sélectionnés, sans aucune prédisposition aux maladies héréditaires. Face à ce bilan positif, les parents voudraient un garçon pour que Vincent ait un petit frère avec qui jouer, ce qu'approuve l'enfant qui joue à côté avec une double hélice en plastique. Le généticien complète le descriptif : « Vous avez demandé des yeux noisette, des cheveux foncés, une peau claire. J'ai éradiqué quelques éléments nuisibles : calvitie précoce, alcoolisme, tendance à la violence, obésité. » Il sourit gentiment, et on ne peut manquer de remarquer qu'il est lui-même noir et totalement chauve. Les parents, protagonistes du choix à faire, ont un mouvement de recul : « Nous aimerions quand même que le hasard entre un peu en jeu », ce à quoi le généticien riposte : « Aidez votre enfant à bien démarrer, il aura déjà assez de défauts comme ça... Il n'a pas besoin de tous ces problèmes ; c'est toujours vous, mais juste le meilleur de vous. » Vincent, issu du hasard, et Anton, issu de la prédiction, entrent dans une rivalité où ils s'affrontent tout au long de leur vie, dans des luttes où le désir – plutôt la volonté dans l'argument du film – prend le dessus, faisant de Vincent un héros qui s'appuie sur ses déficits pour aller plus loin que ceux qui sont parfaits – « valides » dans la terminologie du film.

Jusqu'où peut aller cette conjonction entre procréation et prédiction ? Jusqu'à imaginer pouvoir tout contrôler ? Jusqu'à éliminer certaines formes de vie en fonction de critères ? Jusqu'à éliminer tout hasard ? Jusqu'à se passer de la procréation sexuelle elle-même, comme dans *Le Meilleur des mondes*[5], où tous les humains sont fabriqués en laboratoire, où tout est contrôlé à travers un service de prédestination, selon d'un projet totalitaire ?

La sélection des enfants selon des critères précis dès la procréation fait partie de l'œuvre critique d'une artiste contemporaine,

Prune Nourry[6], qui met en abîme la question du choix d'un enfant à partir d'une installation-performance qui met en scène un repas procréatif. Elle nous révèle à sa manière les effets du lien entre procréation et prédiction, en se centrant précisément sur le choix, tant des gamètes que des zygotes pour atteindre l'enfant tel qu'il devrait être. Le repas procréatif institue un déplacement de la scène sexuelle vers une scène alimentaire, voire cannibalique. D'abord on choisit le sperme qu'on déguste, entre celui de banquiers, de médecins, d'artistes, d'architectes, d'avocats ; puis l'ovule et son goût particulier. Les embryons fabriqués sont ensuite présentés aux convives : à chacun de choisir une fois de plus, en sélectionnant celui qu'il garde en fonction de certaines caractéristiques ou handicaps. Enfin, c'est le repas : on mange le bébé qui en est issu, scalpel à la main, mais aussi le placenta, le cordon ombilical, et même le sein maternel, sous forme d'un flan très réaliste. Tous les convives, autour d'une table recouverte de sets radiographiques, se regardent faire réciproquement, inquiets et intrigués, les dimensions les plus inconscientes en jeu dans l'engendrement d'un enfant faisant retour à travers l'impact du dispositif. Jusqu'à la question de l'infanticide, amenée par un film sur la sélection des enfants en fonction du sexe – un problème encore d'actualité dans certaines contrées qui en viennent à avoir une proportion de garçons nettement supérieure à celle des filles. À chacun son choix peut-être, mais surtout à chacun son malaise devant les conséquences d'un choix qui le dépasse. Choisir en fonction de critères prédictifs implique de porter une responsabilité procréative, domaine par rapport auquel, jusqu'à maintenant, personne n'y était pour rien, du moins quant à sa volonté.

On n'est peut-être pas si loin de tout cela. Pourtant tout n'est pas si simple. Imaginer que tout puisse s'enchaîner fatalement sur la base d'un préprogramme est trop réducteur : de telles visions catastrophistes sont le fait d'une pensée qui en effet ne laisse aucune place au sujet. Au-delà de toute maîtrise, le hasard peut faire retour de multiples façons. Déjà à l'intérieur des dimensions propres à la biologie elle-même, à travers l'instabilité génétique et les processus épigénétiques. Il y a bien sûr aussi l'histoire et ses contingences, propres à chacun, imprévisibles. Les surprises de la contingence dépassent ce qui est prévisible. Et les choix du sujet, orientés par le désir, font aller au-delà de tout programme préétabli. Chacun, au un par un, peut s'extraire de ce qui est programmé, en construisant selon son désir, un devenir qui ne se laisse pas prendre dans les filets d'un déterminisme fermé.

Au terme de cette liste de disjonctions – jusqu'à leur butée sur la conjonction qu'elles rendent possible entre procréation et prédiction –, on mesure à quel point on peut être pris de vertige face à de telles perspectives. Mais ce vertige n'a pas comme seules sources les prouesses biotechnologiques : il tient d'abord au rapport que chacun entretient avec le mystère qu'impliquent pour lui sa venue au monde et l'énigme de son destin. La question de l'origine reste ouverte quel que soit le mode de procréation. De même pour le devenir : au-delà de la conjonction entre procréation et prédiction, sur laquelle débouchent les disjonctions introduites par les interventions technologiques, le devenir reste finalement le fait du sujet qui peut en décider quelles que soient les conditions de sa procréation. À chacun de trouver son cheminement, selon une différence qu'il invente en composant avec la vie telle qu'il l'a reçue.

Vers une clinique du devenir

Lorsqu'une procréation est médicalement assistée, le risque est de ramener à celle-ci tout ce qui se manifeste ensuite, c'est-à-dire d'en faire une cause à tout faire, de ramener toute l'histoire ultérieure à cet événement d'origine. Encore plus lorsque la procréation médicalement assistée est associée à une démarche prédictive. Le futur serait d'emblée déjà joué. Tout se refermerait dans la continuité d'un déterminisme à sens unique, qui prendrait aussi le clinicien, jusqu'à en faire un spécialiste de la prédiction du passé.

Entrer dans une telle vision, ce serait écarter le fait qu'il y a un sujet qui est aussi l'auteur et l'acteur d'un devenir toujours ouvert, imprédictible. Il peut, en tout temps, prendre une voie différente de celle qui est prédite. Le devenir reste ouvert, au-delà des conditions de procréation, au-delà des prédictions qui ont été faites ou choisies, quelles que soient celles-ci.

À condition de passer d'une logique de la cause déterminante à une logique de la réponse. La réponse est toujours imprévisible, surprenante. Elle fait aller vers un monde différent, nouveau, autre que celui qu'on avait prédit. Il s'agit donc de suivre ce que fait l'enfant plutôt que de le ramener à la façon dont il a été fait : être attentif aux réponses qu'il invente, qui peuvent aller bien au-delà des inventions de la science.

Face aux biotechnologies périnatales, l'enjeu pour la psychanalyse est d'ouvrir une voie qui laisse toute sa place au devenir possible. De s'orienter vers le futur plutôt que par rapport au passé. De miser sur l'inattendu au-delà de ce qui est déterminé.

Dans un monde qui peut aller vers de plus en plus de prédiction, il s'agit au contraire de se tenir à un principe qu'on pourrait dire d'incertitude. Laisser le devenir en suspens, s'appuyer sur l'impensable, sur l'impossible pour ouvrir paradoxalement le champ des possibles. Le psychanalyste serait ainsi d'abord un praticien de l'imprévisible. Entre ce qui était et ce qui sera, il y a toujours potentiellement une brèche, un espace ouvert, propice à l'inattendu, à la contingence, dont on peut faire usage pour permettre au sujet de ne pas faire de ses conditions d'origine un destin.

La venue d'un enfant au monde est à chaque fois le surgissement surprenant de la vie. Il y a là quelque chose qui nous dépasse. L'inconcevable de la conception permet de mettre le désir à la place du destin, de transformer le destin en un désir : tel est le paradoxe d'un devenir toujours possible, au-delà de toute origine déterminante ou de tout destin programmé.

1

La course du symbolique

« Avec ses inventions, l'homme a engagé l'humanité vers l'impossible. »

Lucio FONTANA.

Nous sommes à l'époque de bouleversements majeurs que nous ne sommes pas vraiment capables de nous représenter. On peut aujourd'hui intervenir sur la réalité de la procréation et de la prédiction[1], sans pouvoir prendre la mesure des conséquences symboliques, culturelles ou sociétales qui en découlent. On n'est plus vraiment capable de suivre ce qui est en train de se produire. Comment lire ce qui se passe ? Comment en saisir la portée au moment même où tout est en train de changer ? Et, pour autant qu'on en soit capable, lorsqu'on saisit, c'est peut-être déjà passé. Tout change très vite. On a sans cesse le sentiment d'être dépassé par ce qui se passe.

La relation entre l'offre médicale et le désir est aujourd'hui complètement remaniée. Une page inconnue de l'histoire des sciences est en train de s'écrire sous nos yeux, à partir de la rencontre entre les sciences et le désir, entre les sciences et le fantasme. Si les sciences se sont établies dans le projet de mettre de côté ces dimensions, les biotechnologies contemporaines qui en sont issues les projettent de plein fouet.

C'est ainsi que les biotechnologies donnent aujourd'hui l'impression de pouvoir faire vaciller les limites du symbolique, de les franchir même en pouvant transgresser tous les repères entre les sexes et les générations.

Faut-il considérer que le fait de pouvoir agir à ce point sur l'engendrement et la filiation va entraîner une crise du symbolique sans précédent, aboutissant à un effondrement symbolique, une abolition symbolique aux conséquences majeures sur la société ? Ou faut-il considérer au contraire que le curseur du symbolique se déplace aujourd'hui beaucoup plus vite qu'on ne peut le suivre ? D'une telle manière qu'on ne sait plus lire ce qui en résulte, ce qu'il produit[2] ? Si on suit cette deuxième hypothèse, il s'agirait plutôt de s'ouvrir à ce qui se produit de nouveau, sans être pris par un mouvement de recul, dans une position de retrait réactionnaire, qui empêcherait en fin de compte de prendre les mesures nécessaires pour limiter les excès nuisibles.

Reste ainsi à savoir comment lire ce qui se passe. Peut-être faut-il se tourner vers les artistes, les créateurs, la littérature, le cinéma, pour trouver, pour inventer avec eux des façons de lire ce qui se crée, de témoigner de ce qui se joue d'inédit, pour établir de nouveaux repères de ce qui est en train d'advenir suite aux transformations induites par les avancées des biotechnologies ? Par exemple à travers une relecture des artistes de la peinture sacrée, de l'Annonciation ou de la Visitation, qui ont su mettre en jeu le mystère de l'incarnation, en logeant dans l'image une part d'irreprésentable, jusqu'à représenter l'irreprésentable[3].

Les artistes contemporains permettent eux aussi de penser et de traiter le réel mis en jeu par la science et ses fabrications biotechnologiques. Comme Bill Viola chez qui l'impensable de la mort et celui de la naissance se rejoignent dans des figurations stupéfiantes, comme dans *Nantes Triptych* en 1992, une œuvre où il met face à face une vieille femme qui agonise et une femme qui accouche, avec entre les deux un personnage, comme un ange en suspens, qui semble tomber très lentement dans l'eau. Ou *Heaven and Earth*, aussi en 1992, une sculpture vidéo qui confronte sur deux écrans de télévision qui se font face, l'un au-dessus de l'autre, pour l'un la naissance d'un enfant et pour l'autre la mort de sa grand-mère. Pour Viola, la naissance n'est pas vraiment un commencement, la mort n'est pas vraiment une fin[4]. Les deux ne sont pas si éloignés que ça : ils se répondent réciproquement. Je pourrais associer à ce questionnement sur ce point de jonction entre naissance et mort autour de l'irreprésentable *Study for Emergence*, cette vidéo qui a pour thème la résurrection, une sortie du tombeau, avec le corps du Christ qui émerge avec de l'eau qui déborde de la tombe, aboutissant à une image qui est à la fois une image de la mort mais aussi une sorte de naissance. Viola montre l'irreprésentable, fait voir l'invisible. Comme il le dit, il manie la caméra comme un œil dirigé sur l'invisible. Comme il le précise si bien, vidéo veut dire en effet « je vois ». C'est là qu'il rejoint l'image sacrée.

Bill Viola, dans *The Greeting,* a réinterprété la *Visitation* de Pontormo qui met en scène la rencontre sacrée entre Marie et Élisabeth : entre celle qui est vierge et celle qui se considère comme stérile. Marie, la vierge, est toujours vierge, même si elle est enceinte après l'annonciation de l'ange Gabriel ; elle porte en elle le fils de Dieu – dont elle restera la fille : « Ô vierge mère, fille de ton fils », comme l'écrit Dante[5] dans *La Divine Comédie*. Élisabeth, la stérile, qui n'attendait plus d'enfants à cause de son âge, se découvre elle aussi enceinte : un pincement dans son ventre se déclenche juste au moment où Marie lui annonce sa propre grossesse – la voix de la première, enceinte de l'Esprit, fait tressaillir l'enfant dans le sein de la seconde.

Dans la Visitation, tout se joue dans l'enclos des ventres. Tout est soustrait au visible. D'où le défi pour Bill Viola comme pour Pontormo de faire voir l'invisible, de le rendre présent dans le mouvement des corps et des couleurs. Dans la vidéo, les personnages sont dans une chorégraphie qui les fait se rapprocher sans se toucher, dans le suspens de ce qui se produit, comme soulevés par un vent ascendant. Dans la peinture de Pontormo, c'est le jeu des couleurs et des regards, dans un dispositif qui dérange la perspective : on n'est plus dans un monde calculé vers un point de fuite où loger le mystère inatteignable. Comme l'écrit Jean-Luc Nancy dans son magnifique texte sur cette œuvre, « il s'agit de ne plus seulement viser, mais plutôt étaler, répandre la vision[6] ». Pontormo propose un jeu de regards, à quatre, avec ces deux servantes qui nous fixent, pendant que les regards de Marie et d'Élisabeth s'interpénètrent, que leurs ventres se touchent, avec sur celui d'Élisabeth une lumière dont on ne sait pas d'où elle vient mais qui fait aller droit au cœur du mystère, révélant ce qui y est enfoui, « avec sa présence immémoriale[7] ».

L'immémorial, pour Jean-Luc Nancy, c'est ce qui est en deçà et au-delà, ce qui précède la naissance et suit peut-être aussi le mort. L'immémorial pourrait être un des noms du réel, du réel en ce qu'il n'a ni sens ni histoire. C'est ainsi qu'on serait tenté de lire l'acte de Pontormo ou de Viola au-delà du sens. L'œuvre pointe ce qui ne peut être dit, ce qui ne peut être pensé, ce qui ne peut être représenté.

Dans la *Visitation* de Pontormo, l'irreprésentable se trouve représenté. Bill Viola, en référence à Pontormo, loge un vide au cœur du visible, ce qui fait que l'invisible nous saute aux yeux. Bill Viola et Pontormo pointent donc, chacun à leur manière, quelque chose qui ne se localise pas, en délocalisant du même coup celui qui y est confronté. L'origine de ce qui est en jeu est soustraite, inatteignable. Dans leurs montages de la Visitation, Pontormo comme Bill Viola pointent ce dont il est impossible de faire œuvre : « Le réel en tant qu'il ne peut être pensé que comme impossible[8]. » De cet impossible, ils font une œuvre. Ils matérialisent quelque chose d'irréductible qui ne se relie à rien[9]. L'artifice qu'ils inventent l'un et l'autre, met en scène cet irréductible au cœur du visible, d'une façon telle, comme le dit Lacan, qu'« il n'y ait rien à faire pour l'analyser[10] ». Il s'agit plutôt de l'éprouver, de le réaliser, d'en recevoir l'impact.

Dans la même perspective, je pourrais citer aussi l'œuvre de Lucio Fontana, en particulier la série dite *Concetto spaziale, La Fine di Dio*, avec ces surfaces ovalaires trouées, de couleur rose pour certaines, qui peuvent être interprétées tant en termes d'origine qu'en termes sexuels : soit comme un œuf primordial, une origine impensable, trouée, soit comme un sexe féminin, un hymen. Dans le concept spatial, *La Fine de Dio*, on pourrait dire que le réel sexuel et le réel de l'origine convergent.

Mais chez Fontana, c'est certainement d'abord le spatial qui est en jeu, la conquête de l'espace, son infini, l'origine du monde, le Big Bang, la physique quantique. Mais, en même temps, le n° 2 de la série *Concetto spaziale* porte clairement le titre d'*Originem*. De quelle origine traite-t-il ? Celle de l'univers ? Celle de la vie ? Cette œuvre peut être rapportée tant à l'infiniment grand de l'astrophysique qu'au microscopique du biologique, réalisant un lien entre les deux. En tout cas, on a l'impression que Fontana a intégré les images nouvelles issues de la science dans ses perspectives artistiques, de même que son œuvre permet d'explorer les conséquences symboliques, imaginaires et réelles des avancées de la science. En tout cas, à travers les tentatives de figuration de Fontana, ouvertes au nouveau, on peut saisir quelque chose de ce qui est en train de se produire.

Pour paraphraser l'expression de Brecht à propos du théâtre, on pourrait dire que Lucio Fontana est un artiste à l'ère de la science. Comme le disait en effet Lucio Fontana, « avec ses inventions, l'homme a engagé l'humanité vers l'impossible ». Son œuvre essaye de saisir cet impossible, tant dans sa visée que dans son origine. C'est sa perspective avec la série des *La Fine de Dio* : « La fin de Dieu signifie pour moi l'infini, l'incroyable, la fin de la figuration, le début de rien » – qui renvoie tant aux origines de la vie qu'à la finitude de la vie.

Les œuvres de Fontana donnent accès à cet infini, qui est le début de rien, tout en évitant d'y tomber, de s'y perdre. L'infini est là, celui d'avant l'origine, celui au-delà de la mort. Les ovales troués de *La Fine de Dio* le contiennent, le bordent, tout en y donnant accès avec ces trous. L'infini comme le rien sont là, au-delà des trous. À travers eux, on accède à l'infini, on accède au rien, tout en restant à distance.

On retrouve le même paradoxe dans la série avec une ou plusieurs entailles qui perforent la toile, ouvrant aussi sur un infini qui surgit : comme il a pu le dire, « l'infini passe à travers *il taglio* ». L'infini est là, au-delà, révélé en même temps que mis en attente ; c'est peut-être ce qu'il a voulu indiquer en désignant du terme d'attente – *Attese* – les toiles traversées par une série de multiples entailles.

C'est peut-être quelque chose de cet ordre qui se produit aujourd'hui à travers l'impact des biotechnologies. Elles nous donnent accès tant à l'infini dans lequel on n'est pris qu'au rien duquel on provient. Elles nous montrent ce qu'on ne sait pas, elles nous le font sentir. Elles nous amènent à toucher à l'énigme qu'apporte avec elle la vie, à l'énigme impossible à résoudre de l'origine et du devenir.

2

Programmé pour ne pas l'être

Que peut-on prédire quand il s'agit de l'humain ? L'idée de prédiction va avec celle de détermination. Un comportement peut être déterminé mais rester pourtant imprédictible. Cela d'autant plus que la détermination pour ce qui concerne l'humain n'est pas totale. C'est ce que nous avons montré avec Pierre Magistretti[1] : on serait aussi déterminé pour ne pas être complètement déterminé. On est paradoxalement déterminé pour ne pas l'être : déterminé pour recevoir l'incidence de l'événement, pour pouvoir être marqué par la contingence, mais aussi pour disposer d'une liberté qui permet de choisir et d'ouvrir le devenir à une certaine imprédictibilité. Ce défaut de détermination est même biologiquement déterminé, comme on a pu le montrer à travers les paradoxes de la plasticité neuronale qui, entre autres, amène à la possibilité d'un changement permanent qui compromet toute idée de prédiction. On retrouve l'interrogation pointée du *Banquet* de Platon : « En effet, quand on dit de chaque être vivant qu'il vit et qu'il reste le même – par exemple, on dit qu'il reste le même de l'enfance à la vieillesse –, cet être en vérité n'a jamais en lui les mêmes choses. Même si on dit qu'il reste le même, il ne cesse pourtant, tout en subissant certaines pertes, de devenir nouveau, par ses cheveux, par sa chair, par ses os, par son sang, c'est-à-dire par tout son corps. Et cela est vrai non seulement de son corps, mais aussi de son âme. Dispositions, caractères, opinions, désirs, plaisirs, chagrins, craintes, aucune de ces choses n'est jamais identique en chacun de nous[2]. » Si on change tout le temps, qui est-on ? Qui est ce je qui dit « je », et qui n'est plus déjà le même quand il le dit ? Il échappe à lui-même. Chaque acte le transforme, le divise. Être soumis à un tel changement permanent bouleverse la possibilité de le prédire de quelque manière que ce soit.

Si on ajoute à cela la reproduction sexuelle, tout devient encore plus imprédictible. La rencontre d'un homme et d'une femme n'est pas calculable, même si les amants s'imaginent parfois qu'une force qui les dépasse les a conduits l'un vers l'autre. Tout cela reste improbable même s'ils se retrouvent effectivement. Encore plus s'ils se reproduisent, s'ils mélangent leurs génomes, les combinant d'une façon là aussi improbable : l'enfant qui en résulte, bien que déterminé par eux, reste imprédictible. Cela d'autant plus qu'il sera lui-même ensuite soumis à la contingence imprédictible du monde. Sans compter les actes et les choix qu'il fera en fonction de son histoire mais aussi de ses choix et de son désir, conscient ou inconscient. Une part des choix du sujet est déterminée par son histoire, une autre part reste indéterminée même si ceux-ci peuvent se trouver être déterminants pour son devenir : il s'agit d'une détermination qu'on ne peut mesurer que dans l'après-coup du choix qui a été fait. Entre détermination et indétermination, l'imprédictible règne sur l'histoire et sur le devenir du sujet.

Cette imprédictibilité n'est pas que subjective. Elle existe même sur le plan neurobiologique, avec la plasticité neuronale et la neurogenèse, mais aussi sur le plan génétique à travers la variabilité[3] qu'introduisent le génome instable et les *jumping genes*[4]. Finalement, au-delà de tout programme, l'incidence de l'expérience s'inscrit sans cesse, modifiant ce qui était. Si on est déterminé, c'est surtout pour recevoir l'incidence de l'expérience qui est susceptible de tout modifier. On mesure à quel point, plutôt que d'être soumis à une détermination simple, on est pris dans des faisceaux de déterminations qui, de façon exponentielle, vont vers une imprédictibilité qui enlève tout espoir de prédiction. On ne peut prédire le devenir de ce qui, à chaque instant, meurt pour renaître identique, mais aussi différent[5], pas plus qu'on ne peut prédire ce que va faire celui qui, désirant et agissant, ne cesse d'évoluer entre répétition et différence.

Cette évolution imprédictible n'est pas que le fait de l'événement : elle est aussi le fait du sujet – d'un sujet qui choisit, qui agit, ou qui est agi depuis cette autre scène qu'est son inconscient. Finalement on est très loin de l'idée d'une prédiction qui puisse s'appuyer sur une mise en relation des causes et des effets selon un paradigme déterministe linéaire et continu. Le devenir peut être marqué par des ruptures, des sauts, des bifurcations, mais aussi des erreurs, des ratés. Les ratés seraient même consubstantiels à l'humain. Celui-ci est aussi programmé pour l'erreur : comme l'a montré Canguilhem, ce qui est caractéristique de la vie, c'est en effet qu'elle est capable d'erreurs[6]. Les ratés participent aussi paradoxalement à la singularité de chacun. La différence interindividuelle et l'unicité de chaque personne[7] sont en effet des questions centrales dans le champ des sciences[8], au-delà de toute investigation de ce qui détermine la production de l'identique[9]. Avec l'erreur vient aussi l'unicité. C'est ainsi qu'on pourrait faire l'éloge de l'erreur comme ouvrant à la singularité qui fait de chacun un être unique, différent, irremplaçable et imprédictible.

C'est peut-être même du côté du ratage, de la rature, qu'il faut chercher l'humain dans sa possible liberté[10]. Le raté, c'est aussi ce qui est produit par le fait de l'inconscient, des formations de l'inconscient que sont le lapsus, l'acte manqué, l'oubli, le symptôme, mais pourquoi pas aussi la créativité, la nouveauté, la surprise – tout ce qu'on veut saisir ici à travers le terme un peu paradoxal de « ratés » par rapport à ce qui est attendu. On est tous un peu ratés, chacun différent de la norme : on est paradoxalement tous des anormaux, comme a pu le dire le poète Ungaretti à Pasolini[11]. Si chacun n'était pas anormal à sa manière, il n'y aurait d'ailleurs pas de norme. On mesure à travers cette série de paradoxes à quel point est illusoire le projet de lier procréation et prédiction dans le but de déterminer le devenir d'un enfant. Le devenir est soumis à la contingence, au choix et aussi à l'erreur : il va bien au-delà de tout trajet prévisible. Insister sur l'erreur, sur les ratés est une façon paradoxale de déjouer tout projet qui viserait la tyrannie d'un meilleur des mondes à la Huxley, qui transformerait les humains en des êtres programmés et adaptés. Les ratés, comme la créativité – qui parfois procède aussi de l'erreur à travers la *serendipity*[12] – font le propre de l'humain au-delà de tout programme.

Si l'humain est soumis au ratage, c'est aussi qu'il a perdu le savoir instinctuel de l'animal. Il n'est plus comme l'insecte qui sait immédiatement sans l'avoir appris à quelle jointure il lui faut injecter du poison pour « atteindre tel point précis du système nerveux[13] » et vaincre l'adversaire. Même s'il reste chez l'humain quelques traces instinctives, elles s'effacent dans le développement. Il se retrouve donc dans le monde sans mode d'emploi : d'où ses ratés, qui deviennent aussi la source d'inventions pour dépasser son statut animal – que ce soit pour le meilleur, dans la créativité, ou le pire, dans la destructivité.

Cette perte instinctuelle propre à l'humain résulte aussi du fait du langage. L'ordre de l'instinct est perdu, dévié, transformé, réinterprété par le sujet, qui émerge du vivant par le fait même de l'opération du langage[14]. Être soumis au langage fait de l'homme un animal dénaturé, un animal déprogrammé. Déprogrammé aussi de tout programme procréatif. L'entrée dans le langage le fait accéder à un nouveau monde, le monde de l'Autre qui est un corps d'un autre ordre que le vivant avec lequel il vient au monde. L'idée de prédire – y compris de prédire depuis la procréation – ne peut écarter les potentialités de liberté mais aussi d'aliénation qu'implique le fait que le petit d'homme soit dans un monde de langage auquel il accède en venant au monde. Pris par le langage, soumis à ce parasite qu'est le langage[15], « parasité par le symbolique[16] », le vivant est soumis à cette autre forme de vie qui colonise le vivant : le signifiant trouble le corps, l'affecte[17], introduit l'équivoque, l'homophonie, l'homosémie, les palindromes, anagrammes ou tropes – tout un foisonnement d'arborescences où le sujet accroche son désir, n'importe quel nœud pouvant être élu par lui pour que ça fasse signe[18]. De cela procèdent aussi beaucoup d'erreurs, de ratés et de malentendus, qui traversent les discours tenus autour des biotechnologies, des attentes qui se manifestent, des débats qu'elles suscitent, des demandes qui se formulent. Le malentendu est là depuis la naissance : l'homme naît malentendu, disait Lacan[19] en en faisant sa version du traumatisme de la naissance. Ce malentendu peut s'étendre aux faits contemporains des biotechnologies qui entrent en jeu autour de la naissance, ou avant, que ce soit par rapport à la procréation ou la prédiction.

L'homme est un vivant subverti par le langage – mis sens dessus dessous, par sa prise dans le langage, par sa prise de parole aussi, par laquelle se réalise l'appropriation subjective du monde de langage dans lequel il advient. L'homme est aussi bouleversé par son désir. Il est de plus susceptible d'être perturbé par son inconscient qui est en lui-même une source de ratages mais aussi d'inventions qui le révèlent à lui-même, comme le rêve où se manifeste son désir inconscient. Un autre savoir que celui de l'instinct l'envahit. Le voilà sans plus de savoir immédiat. Il n'a plus la formule de l'instinct à disposition, qui lui permettrait que ça se passe de façon programmée, au bon moment, de la bonne manière. Fondamentalement, quand le désir entre en jeu, il ne sait plus. Il ne sait pas faire l'amour[20], il n'y a pas de mode d'emploi, personne ne peut lui transmettre la bonne formule. Et voilà qu'il se retrouve mal pris, sans savoir ce qui lui arrive, comme Cherubino dans *Les Noces de Figaro* : « *Non so più cosa son, cosa faccio…* » – « Je ne sais plus qui je suis, ce que je fais… » Mozart et Da Ponte disent si bien ce désir qui surprend Cherubino, le laissant complètement dépourvu devant l'inconnu, sans savoir qu'en faire, débordé par ce qui lui arrive. Il ne dispose plus de ce mode d'emploi qu'est l'instinct – ce savoir immémorial à disposition pour parer à toute situation[21]. Le voilà perplexe, sans formule ni prédiction, face à l'amour, à la sexualité et à la procréation.

Perturbé par son désir, l'homme est inévitablement soumis aux ratés et à l'erreur. Le désir vient subvertir l'ordre du vivant. Du sexe, l'homme n'a pas d'usage programmé, pas de formule pour l'aborder. Il n'a pas de savoir instinctuel sur le rapport sexuel, pas plus que sur la procréation. Il doit se débrouiller avec ce défaut de savoir, et il y arrive. Au point qu'on peut se demander si les procréations assistées n'introduisent pas un savoir en trop, un trop-plein de programmation par rapport à ce qui se joue habituellement sans savoir ni prédiction.

3

Les enclaves de l'inattendu

> « Le libre arbitre n'existerait pas. L'être se défi-
> nirait par rapport à ses cellules, à son hérédité,
> à la course brève ou prolongée de son destin.
> Cependant, il existe entre tout cela et l'Homme
> une enclave d'inattendus et de métamorphoses
> dont il faut défendre l'accès et assurer le maintien. »
>
> René CHAR, *Les Feuillets d'Hypnos*, n° 155.

Qu'un enfant ait été conçu par procréation médicalement assistée ne dit pas ce qu'il va devenir ni quel sujet va s'en déduire. Être issu de ce type de technique ne préjuge en rien de l'avenir, à condition du moins que l'enfant ne soit pas vu exclusivement à travers son mode de procréation, que ce qu'il manifeste ne soit pas excessivement ramené à la technique de procréation dont il est issu. Il s'agit d'aller contre la tendance de voir dans les procréations médicalement assistées la cause à tout faire de ce que devient le sujet.

Un enfant issu de procréation médicalement assistée n'a ni plus ni moins de chances d'advenir : tout dépend de ce qu'il fera lui-même plutôt que de comment il a été fait. Quel que soit son mode de procréation, c'est à l'enfant de construire son propre mode d'exister, de faire ses choix, sur la base de l'énigme irréductible de sa venue au monde. À lui finalement, avec l'appui de ceux qui l'entourent, de devenir responsable de son propre devenir, en forgeant ses propres choix, en trouvant ses propres solutions.

S'il y a une tâche pour le clinicien, c'est d'aider les parents à se dégager des constructions imaginaires qui les encombrent, suite aux contraintes du traitement de la stérilité et aux effets subjectifs des techniques utilisées, qui peuvent parfois leur barrer la route de l'investissement de l'enfant. Et, du côté de l'enfant, de lui ouvrir un espace d'imprévisibilité au-delà du fait d'être issu d'une procréation médicalement assistée, de l'aider à s'ouvrir au champ des possibles, de lui faciliter l'accès à sa propre liberté, afin qu'il puisse devenir par lui-même l'auteur et l'acteur de son propre devenir, au-delà des conditions de sa conception.

Le vrai vertige, c'est finalement celui du sujet face à un devenir qu'il peut choisir. Et ce qu'il peut choisir, ce dont il peut décider, dépasse largement ce qui le détermine. C'est ce qu'enseigne la psychanalyse lorsqu'elle ne se réduit pas à une vision linéaire du déterminisme, lorsqu'elle met au centre de sa pratique la décision du sujet face à un réel sur lequel il n'a pas d'autres prises possibles que les réponses qu'il invente.

Que faire de cette potentielle liberté qui est toujours ouverte dans le devenir ? Plutôt que de se laisser aller au vertige, de basculer dans le vide du futur, il s'agit de miser sur le vertige – que ce soit le vertige de l'origine ou le vertige du devenir – pour permettre au sujet de s'appuyer sur ce qui était, pourquoi pas aussi sur ce qui a présidé à sa conception, tout en lui offrant la possibilité de se rendre non déductible de ce qui était[1] et d'inventer ses propres réponses, pour chacun imprévisibles.

Si la question de l'origine bute sur l'irreprésentable, la question du devenir bute sur l'imprévisible. L'imprévisible, c'est ce sur quoi débouche toute procréation, au-delà du moment de la conception. À l'irreprésentable de l'origine, il faut donc ajouter l'imprévisibilité du devenir : voilà des perspectives qui vont bien au-delà des liens projetés entre procréation et prédiction, quels qu'ils soient.

Plutôt que d'être une conséquence de son mode de procréation, le devenir de l'enfant est d'abord fonction des choix que celui-ci fera, qui échappent à toute prédiction, du moins au cas par cas de chaque sujet. Comme l'énonce Wittgenstein, la notion de choix s'oppose à celle de prédiction[2]. Le choix est toujours singulier, inattendu, propre à chacun. Même si on peut considérer qu'il est déterminé dans ce qui le motive, il reste irréductiblement singulier, et en cela imprédictible. À chacun son choix : à travers le choix s'exprime une liberté qui va au-delà de ce qui le détermine.

Le devenir est aussi soumis aux contingences qu'impose la vie, de façon imprévisible. Face à l'inattendu de la contingence, reste au sujet de décider s'il va s'en saisir ou la rejeter, voire la laisser passer sans même s'être aperçu que quelque chose s'était présenté à lui. Là aussi le choix du sujet intervient – le choix d'empoigner la contingence qui se présente à lui, et d'en faire quelque chose ou pas. Parfois les choses se passent malgré lui. Il n'est pas toujours conscient des contingences qui s'offrent à lui ni du choix qu'il fait. Certains choix entrent en jeu depuis l'inconscient. Entre les contingences auxquelles il est soumis et les surprises de l'inconscient qui surgissent, le sujet se construit aussi à son insu, parfois un peu malgré lui.

Tout cela amène à s'interroger sur ce qui fait événement pour un sujet, sur les différents statuts qu'il donne aux événements qui surviennent, entre le fait (*pragma*), l'issue (*télos*), la surprise (*apodesta*), l'action (*drama*) ou le hasard (*tuché*), pour reprendre les repères donnés par Roland Barthes[3]. La contingence peut prendre l'un ou l'autre de ces différents statuts. La question qui se pose est celle de la différence entre le hasard et la contingence. Comme on l'a dit, on pourrait penser la contingence comme un hasard dont on s'empare. Mais s'en empare-t-on vraiment ? Le sujet n'est-il pas aussi joué par l'événement ? Il n'est pas maître de ce qui lui arrive et de ce qu'il en fait. Tout peut se jouer à son insu, depuis cette autre scène qu'est l'inconscient. Mais en même temps il est toujours dans la possibilité de trouver ses propres réponses, de se réinventer au-delà de ce qui le détermine. C'est ainsi que se joue une dialectique subjective, toujours prise entre déterminisme et liberté. Au sujet la responsabilité de prendre la voie de sa propre liberté, pour autant que le monde dans lequel il est plongé lui en offre la possibilité, lui laisse l'espace de le faire[4].

Lorsqu'il y a des événements marquants, comme des conditions particulières de procréation ou des traumatismes, on peut en effet rester fixé à l'événement, en le voyant comme une cause à tout faire, en le considérant *a priori* comme déterminant, en le pensant comme étant de l'ordre de la nécessité. Cette façon de voir l'événement selon une logique de la nécessité est d'ailleurs toujours présente lorsque celui-ci est vu en termes de causalité, lorsqu'on cherche dans les événements des causes. C'est ainsi qu'on peut transformer rétroactivement toute contingence en une nécessité. Il s'agit donc de redonner à la contingence sa portée. Comme l'a dit Michel Serres, la contingence est la grande loi de l'univers – alors qu'on passe son temps à étudier les lois de la nécessité.

Le vertige face au devenir résulte de la contingence que rencontre inévitablement le sujet. Le vertige du devenir est donc aussi un vertige de la contingence. La contingence peut en effet bouleverser le devenir, le réorienter, en modifier les repères, d'autant plus lorsqu'on veut associer le devenir à des événements significatifs, tels que les modes de procréation. La contingence, toujours inattendue, rend le devenir fondamentalement imprédictible. De même, comme on l'a vu, les choix toujours originaux du sujet, au-delà de ses conditions d'origine. Au-delà de toute nécessité, le devenir, lié tant à la contingence qu'au choix du sujet, reste imprévisible. On pense certains événements comme étant déterminants, on veut en faire un destin, sans réaliser que ce n'est que rétrospectivement qu'on transforme en un destin de ce qui survient dans la contingence. Comme le dit Jacques Lacan, « des hasards qui le poussent à droite et à gauche, le sujet fait son destin[5] ». Le devenir résiste à la prédiction ; il reste pris dans son caractère fondamentalement incertain. Le devenir est finalement d'abord l'œuvre du sujet.

Pourtant il y a un destin qui résiste à toute liberté, c'est celui de la finitude de l'humain. Le devenir vient en contrepoint de ce destin tout tracé. Le devenir est le destin d'un sujet soumis au destin de sa finitude. La seule chose qu'il puisse attendre, c'est sa mort ; le reste il ne peut que le faire. C'est ainsi que le devenir est aussi un détour sur le chemin de la mort[6]. Le devenir s'invente, il est le destin que le sujet se choisit, et qu'il peut choisir justement parce qu'il est sans destin si ce n'est la butée de la mort.

On retrouve finalement entre les points extrêmes de l'origine et de la mort, le jeu des trois Moires de la mythologie

grecque : entre Clotho – les fatales dispositions, celle qui ini-
tie le fil – et Atropos – la mort, celle qui le coupe –, il y a
la Lachésis, celle qui met en jeu le hasard, la contingence en
donnant soudain au fil une autre direction, inattendue[7]. Peut-
être est-ce finalement le sujet lui-même qui tient le fil de sa
vie, son fil, au-delà de ses conditions d'origine, sans connaître
le temps de sa mort : à lui de s'inventer un devenir à partir
de ce qu'il ignore, à partir d'une ligne de faille ouverte du fait
qu'il ignore inévitablement tout de son origine et de sa fin.

4

La faille de l'origine

Le devenir peut être déterminé. Il peut aussi être choisi, inventé, construit : à condition de ne pas rendre l'avenir plus réel que le présent, et de ne pas réinscrire sans cesse la fin dans ce qui était là au commencement[1], en revenant sans cesse aux seuls paramètres de l'origine.

Le roman de Nancy Huston, *Lignes de faille*[2], nous permet d'explorer cet enjeu du devenir. Il met en scène le regard de quatre enfants de six ans sur quatre générations. À six ans, ils sont encore comme cet enfant chercheur que Freud a repéré[3], curieux de tout savoir, en quête d'une vérité qui lui échappe, sur sa venue au monde, sur son origine, sur ce qui l'a précédé. À partir de ce regard qu'il porte sur les autres, il ne cesse de construire des théories pour tenter de saisir une réalité qui lui échappe, celle d'une histoire qui s'est jouée avant lui et de laquelle est issue sa venue au monde. Qui est-il ? D'où vient-il ? Ces questions, à partir desquelles se définit l'identité, se révèlent être fondamentalement sans réponse, si ce n'est celles que chacun se donne, ou celles qu'on lui donne, qui finissent par le définir par rapport à l'autre, par lui donner une identité.

195

L'enfant veut connaître son histoire. Et à partir d'elle penser son identité. Et pas seulement celle de sa conception, mais aussi celle de ses parents, de sa famille, mais encore celle du monde tel qu'il va, tel qu'il devient. Sol en 2005, depuis la Californie, c'est la guerre d'Irak qu'il rencontre ; Randall en 1983, à New York, vit le choc de l'invasion du Liban par Israël ; pour Sadie en 1962-1963, c'est la baie des Cochons et l'assassinat de Kennedy ; jusqu'à Kristina en 1945 à Dresde qui aura le choc de son origine qu'on découvre en toute fin du spectacle, en un moment de bascule et de destruction où tout se renverse en donnant rétrospectivement un sens à ce qu'on avait essayé de saisir précédemment – et voilà que l'autruche qu'est chacun de nous à sa manière sort d'un coup la tête du sable.

La question de l'origine dans ce roman est nouée à la politique du monde et à la façon dont chacun est traversé par une histoire qu'il subit plutôt que de la construire. L'histoire le traverse en même temps qu'il traverse l'histoire. En résultent des chocs tectoniques qui laissent en effet des lignes de faille, qu'il s'agit de suivre pour retrouver les fils de l'histoire de chaque sujet pris dans l'histoire du monde.

Mais qu'est-ce que l'histoire ? Qu'est-ce qu'une vérité historique ? Y en a-t-il une ? En tout cas, quelle valeur a-t-elle pour le sujet ? Ne génère-t-elle pas trop souvent des pièges identitaires ? L'identité est toujours une sorte de prêt-à-porter. C'est valable pour les appartenances dont on vient. C'est aussi le cas lorsqu'on pense sa venue au monde non pas depuis une histoire ou une culture mais depuis une technique de point.

Lignes de faille nous montre à quel point l'identité est arbitraire. Elle finit même par être plutôt une croyance. L'histoire, telle qu'on la relate, telle que le sujet se la construit, est toujours un effort du sujet pour sortir du chaos et du non-sens du monde dans lequel il est plongé. Un sens qui peut virer au non-sens par le fait de l'intervention d'un élément nouveau qui jusque-là n'avait pas été pris en compte, même s'il était connu. Un renversement est possible, soit à partir d'un fragment méconnu de l'histoire, comme dans *Lignes de faille*, soit à partir d'une discontinuité, d'un point de liberté, un autre type de faille à partir de laquelle le sujet peut tout renverser.

Dans *Lignes de faille*, le renversement de l'histoire, de l'identité aussi bien, se fait autour de la tache de naissance. Cette tache de naissance est considérée comme marqueur de l'identité, comme étant transmise de génération en génération. Mais ce qu'on supposait garantir l'origine va se révéler dans l'après-coup – un après-coup antérieur, un futur antérieur – être au contraire la marque d'une autre origine que celle que l'on pensait.

L'histoire est mise à l'envers. L'identité éclate. Une nouvelle donnée vient tout bouleverser. Le familier devient l'étranger. On découvre à la fin du spectacle, à la première de ces quatre générations, que Kristina n'est pas la fille de ses parents, que c'est un enfant volé. Apparaît un non-dit inaugural, un secret de famille : Kristina fait partie de ces enfants volés à des Ukrainiens ou des Polonais par les nazis et qui étaient remis ensuite à des familles allemandes qui avaient perdu un enfant à la guerre, après les avoir préalablement placés dans ces lieux d'éducation conçus par Himmler – ces terribles « fontaines de vie » – où on les préparait à devenir des petits Aryens de remplacement avant de les remettre à ces familles allemandes.

C'est avec cette nouvelle, qu'on apprend en toute fin du spectacle ou du livre aussi bien – le spectacle respectant strictement le livre –, que tout bascule. L'enfant devient subitement l'étranger dans la maison et la tache de naissance une marque d'étrangeté plutôt qu'une marque de filiation. Serait-ce ce qu'on savait sans le savoir, quand il est décidé dans la dernière génération, qui est la première présentée, de procéder à une opération chirurgicale pour enlever à Sol cette marque de naissance ? Cette intervention est comme une sorte de retour dans le réel de ce qui était au cœur du secret de cette famille ignoré par les générations ultérieures mais pourtant d'une certaine façon à l'œuvre chez chacun. Comme l'enseigne la clinique, ce qu'on ne sait pas de soi a parfois plus d'impact sur soi que ce que l'on en sait.

La tache de naissance devient soudain le signe d'un vol d'enfant plutôt que le signe d'origine qu'on voyait jusque-là. C'est par elle que Kristina sera reconnue comme une fausse Kristina, comme n'étant pas issue de la famille qu'elle pensait être la sienne. Un nouveau roman familial lui est livré, imposé, depuis ce grain de beauté reconnu par Mlle Mulyk, la préposée à l'aide aux enfants déplacés pour les restituer à leur famille d'origine.

Tout se retourne autour de cet élément métonymique qu'est la tache – une partie pour le tout – l'histoire se renverse. Il faudra la reconstituer, mais comme on le voit dans le récit rétrospectif de Nancy Huston, le sens se perd, on se perd dans l'histoire. Il est très étonnant de suivre une histoire construite à l'envers, un procédé finalement assez rare au théâtre ou dans les romans, où le spectateur ou le lecteur assistent plus habituellement à un déroulement, un enchaînement qui va vers une issue, heureuse, tragique ou fatale, qui survient à la fin plutôt qu'au début. Dans *Lignes de faille*, pour se repérer, plutôt que de suivre le sens de l'histoire, on s'accroche à la faille qui devient notre seul guide pour se repérer dans ce qui ne prendra sens que dans l'après-coup – même si là l'après-coup concerne ce qui s'est joué avant. On assiste donc à une série de renversements plutôt qu'à un déroulement.

Ce procédé original dans ce texte ressemble par contre tout à fait au travail de l'anamnèse dans la clinique, en particulier dans le travail psychanalytique, où le sujet est le plus souvent parlé par ce qui le concerne, à son insu, plutôt que de pouvoir le dire. Tout se dit à l'insu de celui qui le dit, à travers des associations libres, qui paradoxalement dévoilent ce qui le contraint ou par des formations de l'inconscient que sont le lapsus, l'acte manqué, les impasses et les symptômes du sujet. C'est ainsi qu'on utilise les détails qui intriguent, les lignes de faille, plutôt que les grands panoramiques que le sujet réalise sur son histoire. L'attention au détail, c'est l'exemple de la tache de naissance mais aussi la poupée Annabella, donnée par Greta à cette sœur qu'elle perdait et mais reprise par elle à l'insu de Kristina. Tout est là dans la colère de Kristina lorsque sa fille Sadie l'amène à être confrontée à Greta. Tout est toujours là, marqué, la tache, le vol de l'enfant, la poupée reprise : rien n'a bougé, tout est là, lisible, à condition de pouvoir le faire depuis la faille plutôt que depuis l'histoire que chacun se raconte ou qu'on leur raconte.

Lignes de faille est construit comme un voyage rétrospectif vers ce qui fut qu'il met en relation avec ce qui s'est ensuivi. Mais quel lien peut-on vraiment faire entre ce qui est et ce qui fut ? On n'est dans une histoire que dans l'après-coup. En tout cas pour le lecteur, pour le sujet en jeu aussi bien, qui essaye de faire des liens, tout se passe au présent[4].

Dans *Lignes de faille*, on est dans le présent de chaque époque. Dans le présent du passé. Le présent de ce qui s'est ensuivi. Et on commence avec le présent de 2005. Est-ce qu'il faut comprendre ce qui fut, à partir de ce qui est ou, au contraire, comprendre ce qui est à partir de ce qui fut ? C'est une question qu'on ne peut pas ne pas se poser en lisant le roman de Nancy Huston. On est sans cesse au carrefour du sens, au carrefour de l'histoire, au carrefour du temps. On interprète ce qui nous est révélé selon un temps rétrograde. On se voit interpréter, prêter un sens, mais on est toujours en retard, toujours pris en faux par l'étape suivante d'une histoire à l'envers. On ne cesse de construire des interprétations successives au fur et à mesure de l'enchaînement des générations qui se révèle être aussi un enchaînement de fausses pistes, qui finiront pourtant par nous conduire vers une certaine vérité quant à l'origine et à l'histoire.

Mais, avant d'y arriver, on est sans cesse au carrefour du temps, qui conduit à de multiples interprétations possibles, entre un temps progrédient et un temps rétrograde. On raisonne, on reconstruit une histoire dont le sens nous apparaît progressivement, à l'envers du temps, en défaisant le sens qu'on avait construit précédemment. C'est un vrai travail d'anamnèse. On remonte le temps, on remonte les générations, à travers une histoire qui se joue à l'envers, qui se fait et se défait entre une prospection rétrospective et une rétrospection prospective.

S'agit-il d'une mémoire du passé, à retrouver, ou au contraire d'une mémoire du futur, à oublier, pour que le futur puisse rester ouvert au-delà de ce qui fut ? Telle est la question qu'on se pose face à cet enchaînement fatal. Comment se rendre non déductible de ce qui fut ?

En mettant au jour ce qui fut pour le voir en face, on aimerait savoir ce qui nous détermine et sur cette base chercher à échapper à la répétition. Mais le savoir ne libère pas forcément. Au contraire, comme l'enseigne la clinique psychanalytique, il peut y avoir un gouffre entre le savoir et le faire. Pour se sortir de ce qui nous détermine, d'une causalité qui nous piège, pour se soustraire à ce qui nous détermine, il faut un choix du sujet qui aille contre la prédiction, un acte qui fasse coupure.

Lorsque l'histoire est déterminée, lorsque l'avenir est prédit, lorsque la répétition opère à travers les générations, la seule solution passe par la décision du sujet, le choix de couper avec ce qui se répète.

Là est l'enjeu : va-t-il suivre ce qui est inscrit depuis l'origine, va-t-il se laisser aller à devenir l'objet de ce qui le détermine, ou au contraire pourra-t-il poser un acte qui le sépare de ce qui le détermine, qui aille contre la répétition entre les générations ?

Se libérer de ce qui se répète, de ce qui est inscrit dès l'origine, passe par un maniement de l'origine. Ce n'est sûrement pas facile. Il faut sûrement en passer par un tiers qui puisse aider le sujet à se décoller de sa fascination pour l'origine.

L'origine n'est pas un destin. Chaque sujet peut réinterpréter son origine à sa manière, en jouer, la déjouer. En jouer : c'est-à-dire continuer à en jouer, pour que les jeux ne soient pas déjà faits, pour que l'origine ne soit pas prise comme une fin, une fin déjà jouée. La déjouer : c'est-à-dire déjouer les effets – les méfaits – de l'origine, se libérer de ce mouvement d'attraction rétrograde qui va vers un avant qui fige le devenir.

Il ne s'agit pas de rejeter son origine, mais au contraire de s'appuyer sur elle tout en s'en séparant, pour devenir l'auteur et l'acteur de son propre destin. C'est certainement ce mouvement paradoxalement que confronte *Lignes de faille*, invitant le lecteur à jouer à son tour un devenir dont il reste le seul interprète au-delà de ce qui le détermine.

Tout se joue donc dans la ligne de faille plutôt que dans l'origine ou l'histoire. Cette ligne de faille résulte d'une souffrance tectonique qui s'est inscrite entre les générations. Elle est une fracture douloureuse mais elle peut devenir aussi une chance. C'est par elle qu'un écart est possible entre ce qui fut et ce qui sera.

Une coupure peut se jouer à n'importe quel instant. L'origine peut être un piège dès lors qu'on la voit comme un commencement contraignant, initiant fatalement ce qui va suivre. Le pari est de miser sur l'instant présent, de miser sur la contingence, qui fait qu'on peut toujours potentiellement échapper à ce qui est déjà joué et qui nous détermine.

C'est pourquoi l'origine n'est pas au commencement, mais elle est plutôt au contraire à trouver dans l'instant présent, entre deux temps du temps, où le sujet peut toujours potentiellement rejouer son origine, devenir lui-même à l'origine de ce qui va suivre.

C'est sur ce pari que nous laisse *Lignes de faille* : un pari qui est à relever pour chacun, au-delà du rabattement du présent sur le passé, entraînant le futur sur la même voie déjà parcourue. À nous donc la responsabilité de devenir à notre tour auteur : à chacun de trouver sa fiction, son écriture, sa réponse face à ce qui le précède, pour que cela puisse s'écrire différemment.

5

Tout peut toujours changer

Il faut bien réaliser que les débats sur les effets des biotechnologies sont d'abord fonction du modèle du déterminisme qui les sous-tend. À quelle vision du déterminisme fait-on référence lorsqu'on cherche à savoir ce qui est déterminant pour un sujet quand on touche à la procréation, à la prédiction, ou lorsqu'on intervient sur le genre ? Comment dans ces situations ne pas ramener exclusivement le sujet à ces techniques et à leurs aspects fascinants ? Comment laisser toute sa place à l'imprévisibilité de ce que chacun choisira au-delà des conditions de ce qui a marqué son origine ? Comment respecter la liberté et la possible créativité de chaque sujet dans sa possibilité de décider de son devenir, de le choisir ?

Le point de vertige tient au fait qu'avec les biotechnologies, on touche à la différence des sexes et à celle des générations, les deux différentiels sur lesquels repose l'ordre symbolique. On doit faire face au vide, faire face à un vide de représentation, ou à des représentations mises en crise. Sidéré, on plonge dans le vide, sans plus l'appareillage du symbolique. C'est ça, le vertige : on ne contrôle plus la situation, tout vacille, on reste désorienté, on ne sait plus où l'on va, tout en étant attiré par ce que l'on redoute.

Penser les effets subjectifs et sociétaux des biotechnologies, aborder les questions éthiques qu'elles impliquent, oblige donc à faire face au vertige qu'elles provoquent. Et à accepter de s'avancer sans chuter, sans être précipité dans le vide d'un symbolique qui vacille, mis en crise par des interventions qui forcent le lien énigmatique entre les sexes et les générations.

Une telle perspective oblige à aller au-delà des idées reçues, de supporter d'avancer sans plus avoir la boussole du symbolique, d'inventer de nouvelles façons de penser – tout en réalisant que ce déboussolement amène à revisiter les questions sur lesquelles se fonde ce que nous sommes, comme celle de l'origine, vertigineuse, fondamentalement sans réponse, à laquelle par contre répond celle du devenir, vertigineux aussi dans les possibilités qu'il contient, mais dont on est par contre fondamentalement responsable[1], contrairement à l'origine qui est une donnée, qui se joue sans notre participation. Au sujet de construire sa propre réponse, de l'inventer. La réponse n'est en effet pas donnée. Comment penser cette réponse pour ne pas la figer dans l'idée d'une détermination déjà posée mais au contraire la voir comme une invention, une création toujours possible, quel que soit ce qui s'est imposé à soi dès avant sa naissance ?

Pour cela, encore faut-il sortir d'une vision du déterminisme pensé comme procédant d'un lien direct et continu entre une cause et un effet, sans intervention du sujet, sans possibilité que celui-ci retourne les choses, les fasse aller dans une autre direction que celle prédite par les déterminants en jeu. Entre la cause et l'effet, l'acte d'un sujet peut faire coupure et venir tout remettre en jeu différemment.

La question centrale de la pratique clinique devient ainsi celle de la réponse que chacun peut trouver à son mode, source d'un devenir dont il se fait responsable. C'est ainsi qu'on peut opposer une logique de la réponse à la logique de la cause, au sens du déterminisme. S'orienter à partir de la réponse du sujet, l'anticiper dans ses potentialités, le supposer à partir de cette réponse émergente, tout cela ouvre sur toute autre pratique que celle qui serait régie par des postulats déterministes. La réponse du sujet ouvre un champ nouveau, imprévisible, au-delà des déterminations en jeu.

Le choix spécifique d'un sujet peut effectivement être hétérogène à l'histoire qui le précède. L'histoire et les facteurs déterminants qu'elle implique peuvent toujours être potentiellement subvertis par le sujet, de façon inattendue. Une réponse peut surprendre et relancer un devenir, au-delà de tout déterminisme. Et, dans la clinique, c'est bien le pari de la réponse toujours possible qu'il s'agit de soutenir.

Il n'y a pas de lien simple et continu entre les conditions particulières d'une origine, ou d'un mode de procréation, et l'histoire qui en résulte. Bien sûr il y a des déterminants qui ont tout leur poids. Mais le sujet, d'une façon qui lui est propre, toujours unique et spécifique, introduit par lui-même une discontinuité dans le déterminisme, un trou dans le déterminisme qui ouvre à la singularité, au changement et à l'imprédictibilité.

Tout cela peut résulter d'un choix. Mais comme on l'a vu[2], cela peut aussi se faire à l'insu du sujet. L'inconscient est en effet un facteur fondamental de discontinuité, par le fait de son fonctionnement spécifiquement adimensionnel, que Freud a désigné par le terme de processus primaire, caractérisé par l'atemporalité, l'absence de négation et l'absence de contradiction[3]. Bref, l'inconscient a aussi tout à voir avec la discontinuité, au-delà de toute détermination inconsciente.

Cette distinction entre deux registres de l'inconscient, d'une part du côté de la continuité, du déterminé et du déterminant, d'autre part du côté du discontinu, de l'indéterminé et de d'imprédictibilité, on la retrouve dans la façon dont Lacan différencie deux types d'inconscient[4] : d'une part, un inconscient *automaton*, qu'on peut considérer comme un système de traces, déjà là, déterminées par le passé et déterminantes pour le futur ; d'autre part, un inconscient *tuché,* de l'ordre du non-réalisé, ouvert sur l'avenir, un inconscient potentiellement poïétique, introduisant du nouveau au-delà de toute détermination. L'inconscient *automaton* est l'inconscient de la détermination inconsciente. L'inconscient *tuché* est l'inconscient en jeu dans ce qui n'est pas déterminé, ou de ce qui, entre la cause et l'effet, introduit une béance, un trou, quelque chose qui vient faire vaciller la relation entre la cause et l'effet[5], qui va vers le nouveau, l'inattendu.

Que ce soit dans le registre conscient ou inconscient, que ce soit à propos du choix, de la contingence ou de l'histoire, il faut donc savoir penser entre continuité et discontinuité. Du côté de la continuité, tout peut se marquer de façon déterminante et se conserver. Du côté de la discontinuité, tout peut se modifier en permanence, à travers une faille – une ligne de faille – entre la cause et l'effet. Comment donc mettre ensemble cette continuité et cette discontinuité ?

Pour aborder cette apparente contradiction, il faut introduire la notion du temps. La conception d'un déterminisme posé en termes de continuité et de linéarité va avec une idée d'un temps qu'on suppose être linéaire et continu. Mais cette continuité n'est qu'une illusion déterministe, basée sur une rétrospection, plus exactement une prospection rétrospective, ou une rétrospection prospective. On prédit le passé à partir de ce qui est, dans l'illusion d'une continuité déterministe. Tout cela est lié à la capacité extraordinaire de l'humain d'expliquer rétrospectivement ce qui était imprévisible dans une distorsion rétrospective. Finalement, en ne cadrant que des données qui correspondent aux théories[6]. Un grand nombre de faux raisonnements résultent d'une telle pente rétrospective. C'est ainsi qu'un risque pour le clinicien est de se muter en un spécialiste de la prédiction du passé.

Finalement, on se trouve plutôt dans ce que la philosophie désigne comme le paradoxe des futurs contingents[7]. En un temps donné, quelque chose peut avoir lieu ou pas. C'est purement contingent. Cet homme peut rencontrer cette femme-là. Ils peuvent s'aimer ou pas. Vivre une sexualité, et ce jour-là c'est ce spermatozoïde qui pénètre dans cet ovule. Tout cela est aléatoire, contingent ; il y aurait une infinité d'autres choses qui auraient pu se produire. Ce qui n'empêche que si c'est ça qui a eu lieu, il n'est plus possible que ça n'ait pas eu lieu. C'est devenu de l'ordre du nécessaire. Le contingent, le possible, est devenu du nécessaire par effet de rétroaction.

À propos du devenir, on risque toujours de tomber dans les pièges prospectivo-rétrospectifs. On peut sans cesse se demander ce qui serait si telle ou telle chose n'avait pas eu lieu, si tel ou tel choix n'avait pas été fait. Ou bien, *a contrario,* se demander ce qui serait résulté du fait que telle ou telle chose se serait produite, du fait que tel ou tel choix aurait été fait[8]. Comme dans cette extraordinaire pièce de théâtre de Max Frisch, *Biographie : un jeu,* où le personnage principal, une fois arrivé au ciel après sa mort, est renvoyé sur Terre pour faire une expérience, qui consiste à choisir un moment particulier de sa vie où il pourrait faire un autre choix que celui qu'il a fait. Il décide de revenir à un moment crucial avec celle qui deviendra sa femme : plutôt que de lui proposer un dernier verre, il décide d'appeler le taxi pour qu'elle ne reste pas chez lui cette première nuit. La leçon de la pièce est qu'il se trouve finalement pris dans la même impasse quoi qu'il fasse, celle-ci étant nouée à une culpabilité remontant à un acte de son enfance.

En contrepoint de tous ces pièges rétrospectifs ou prospectifs, il s'agit dans la clinique, quelles que soient les conditions d'origine, l'histoire ou les événements qui ont eu lieu ou pas, de se saisir dans l'instant de la discontinuité, de miser sur l'instant, sur les potentialités de changement qu'il implique. Tout peut se rejouer différemment dans l'instant, dans l'instant de la réponse. Comme l'écrit Hannah Arendt : « L'homme [...] vit dans cette brèche dans le temps entre le passé et le futur[9]. » Cette brèche affranchit de la continuité du déterminisme. Elle rend impossible la prédiction. Ce n'est pas une donnée de l'histoire. C'est au contraire ce qui permet d'échapper à ce qui est prévisible : pour parler avec Lacan, le sujet doit faire avec la « virtualité permanente d'une faille ouverte dans son essence[10] », ce qui peut l'ouvrir à la liberté de décider de son devenir.

Il s'agit donc de se saisir de l'instant, de la discontinuité qu'introduit l'instant où ce qui était n'est plus et où ce qui sera n'est pas encore. Entre le passé et le futur, il y a une brèche[11], un « non-espace-temps » pour reprendre l'énoncé de Hannah Arendt[12], qui donne au sujet l'occasion de décider de son devenir. Entre le passé infini et le futur infini, s'ouvre ainsi la possibilité de ce que Hannah Arendt désigne comme une « force diagonale[13] », qui va vers du nouveau, au-delà de ce qui paraît déterminé dans l'écoulement du temps.

Ce nouveau peut survenir d'un coup comme un acte, une fulgurance, un réaménagement synchronique, comme chez ce personnage interprété par Jean-Pierre Léaud dans le film de Philippe Garrel, *La Naissance de l'amour* (1993), qui énonce le changement soudain qui lui est arrivé : « C'est bizarre comme les choses arrivent. J'étais là comme maintenant en train de regarder au fond de ma tasse de café, et puis tout à coup, sans que j'aie l'impression qu'il se soit passé quelque chose, tout avait changé. »

La disjonction entre le passé infini et le futur infigurable est le fait de l'instant. Chaque instant est coupure. Dans l'instant – dans la synchronie –, tout peut changer. De cet événement synchronique qu'est l'instant résulte un non-déterminisme diachronique. C'est ainsi que le présent lui-même est fondamentalement imprédictible, avant même l'avenir. Dans l'instant, le passé n'est plus, et l'avenir pas encore[14]. Pourtant chaque instant est ce qui relie le passé au futur. L'instant est donc à la fois discontinuité et continuité. Il unit et sépare. Il est à la fois aboutissement et commencement. Il est ce point d'intersection, cette croisée des chemins où tout se joue.

Chaque instant est crucial, parce que potentiellement toujours autre. Dans l'instant, tout peut basculer, changer. C'est l'enjeu poïétique de l'instant, son enjeu de création. Dans l'instant, on peut quitter la répétition, la continuité, le linéaire. C'est ainsi que paradoxalement l'instant est hors temps.

Ce hors temps de l'instant est mis en scène de façon centrale dans l'œuvre de l'artiste Claudio Parmiggiani. Pour lui, la question du temps – mais aussi de la trace, de la poussière, du reste – est essentielle : « Une œuvre et un art ne peuvent trouver asile que dans un temps sans temps[15]. » Passé, présent et futur vivent dans une seule dimension « où le temps n'existe pas[16] ». Cet espace de l'œuvre évoque l'inconscient qui lui aussi ignore le temps, et l'espace, l'inconscient comme adimensionnel, qui ne dispose ni de la contradiction ni de la négation, et qui du coup ouvre dans le temps un « non-temps », une discontinuité. Les œuvres de Parmiggiani réussissent de façon saisissante à figurer l'adimensionnalité de l'inconscient dans ses installations, mettant en jeu tant la continuité et la discontinuité qu'implique l'inconscient.

Penser la discontinuité en contrepoint de la continuité rejoint aussi la double dimension du temps propre à l'opposition classique entre le *chronos* et le *kairos* grecs. Le *kairos,* c'est l'occasion à saisir, l'instant crucial. Le temps « kairologique[17] », c'est celui grâce auquel le sujet peut à chaque instant s'arracher à la servitude du temps, dépasser ses déterminants, aller au-delà de toute prédiction. Le *kairos,* au-delà des contraintes de *chronos,* c'est le temps qui permet de se servir de l'occasion pour choisir, dans l'instant, sa liberté, pour accomplir sa vie dans l'instant[18].

L'inconscient ouvre dans le temps un « non-temps », une discontinuité, qui permet au sujet de décider au-delà de toute prédiction, au-delà de la pression de *chronos.* Le *kairos,* c'est la mise en évidence dans le temps d'une discontinuité, d'une rupture, qu'il s'agit de saisir pour décider, choisir, parier, inventer. Parce que finalement, on peut se demander s'il s'agit d'un devenir ou d'une invention ? Pour paraphraser Valéry, à la question : « Qu'est-ce que vous faites aujourd'hui ? », on pourrait répondre : « Je m'invente[19]. »

Le sujet s'invente dans l'instant de son choix, de son acte. Potentiellement, à travers l'invention de l'instant, il est dans la possibilité d'un changement permanent. Avec le déterminisme, on est dans le retour du même, jusqu'à la répétition, parfois compulsive[20]. Les potentialités de l'invention amènent au contraire au changement – à un changement potentiellement permanent, paradoxe qui conduit au contraire à se demander ce qui fait l'identité diachronique, la permanence à travers le temps. Cette contradiction est importante, heuristique quant à une réflexion sur le devenir. Comment donc mettre ensemble la question du déterminisme et de la répétition avec celle du changement permanent ?

Il faut pour cela distinguer synchronie et diachronie. Dans une certaine mesure, tout événement est la fois synchronique et diachronique. Dans la synchronie, tout se joue selon des associations simultanées, propres à une structure synchronique qui fait tenir ensemble différents éléments dans l'instant. La diachronie est par contre marquée par la discontinuité qu'introduit l'événement en tant qu'il peut ne se relier à rien. Quoi qu'il en soit, synchronie et diachronie coexistent. Là est le nœud du devenir. L'acte ou l'événement qui surgit de façon diachronique peut être inséré dans une structure synchronique, faire événement de structure. Mais il est aussi l'occasion d'une coupure avec ce qui était, d'une rupture, d'un changement, d'une transformation.

Le temps de la coupure, du renversement, de la surprise, c'est le *kairos,* le temps de l'invention : encore faut-il que le sujet puisse en saisir l'occasion dans l'instant. Qu'il ne soit pas trop fixé aux faits qui ont bordé son origine, aux technologies dont il provient. À lui d'aller au-delà de ce que ce qu'elles lui imposent comme fictions auxquelles il peut croire plus qu'à lui-même, plus qu'aux potentialités qui l'habitent. L'enjeu est bel et bien de ne pas faire un destin des conditions de sa propre procréation. De ne pas en déduire une prédiction. C'est sur le *kairos* que doit miser le sujet[21] pour accéder à un devenir différent de celui que lui réserve ce qui le détermine. On peut modifier le cours d'une vie en la réinventant dans l'instant, maintenant, immédiatement, au-delà de ce qui a marqué sa venue au monde. Chaque instant peut devenir une origine. À chaque instant le sujet peut être à l'origine de ce qui va suivre. À chaque instant, il peut être à l'origine de son devenir.

Notes

Introduction

1. Lecourt D., *Humain, posthumain*, PUF, 2003.
2. Sterne L., *La Vie et les Opinions de Tristram Shandy*, traduit de l'anglais par Guy Jouvet, Éditions Tristram, 1998.
3. Voir le chapitre « *Same sex procreation* », dans la partie « Vertiges de la différence », p. 79.
4. Richardson S. R. *et al*, « Don't blame the mothers », *Nature*, 2014, 512, p. 131-132.
5. Murray T. H., « Stirring the simmering "designer baby" pot », *Science*, 2014, 343 (6176), p. 1208-1210.
6. Comme le site 23andMe.
7. Voir à ce propos Lacan J. (1969-1970), *Le Séminaire*, livre XVII : *L'Envers de la psychanalyse*, Seuil, 1991, p. 174.
8. « La butée logique de ce qui, du symbolique, s'énonce comme impossible. C'est là que le réel surgit. » Lacan J., (1969-1970) *Le Séminaire*, livre XVII : *L'Envers de la psychanalyse, op. cit.*, p. 143.
9. Pour reprendre l'expression de Jacques-Alain Miller : « On remarque l'émergence d'un désir de toucher au réel en agissant sur la nature : la faire obéir, mobiliser et utiliser sa puissance. » Miller J.-A., « Un réel au XXIe siècle. Présentation du thème du IXe congrès de l'AMP », *La Cause du désir*, 2012, 82.
10. Lacan J. (1958-1959), *Le Séminaire*, livre VI : *Le Désir et son interprétation*, La Martinière, « Le Champ freudien », 2013, p. 449.
11. *Ibid.*, p. 450.
12. *Ibid.*, p. 108.

13. *Ibid.* La confrontation au point panique implique que le sujet se raccroche à quelque chose : « *il se raccroche justement à* l'objet en tant qu'objet du désir », mais comme il le montre ensuite, cet objet est relié au sujet à travers un fantasme, qui sous-tend le désir.

14. Ce projet fantasmatique répond peut-être à la souffrance de Mary Shelley suite à la mort de son enfant de 7 mois, survenue juste avant la création de cette œuvre qui se veut être aussi un rêve de rendre la vie à ce petit cadavre. Voir à ce propos la façon dont Mary Shelley discute la genèse de son roman – dont elle débute l'écriture en 1816 à Genève et qui sera publié en 1818 – dans sa préface de 1831 (voir aussi Duperray M., *Lecture de « Frankenstein ». Mary Shelley*, Presses universitaires de Rennes, 1997).

15. Arendt H., *Le Système totalitaire*, Seuil, 1972, p. 200.

16. Voir les développements à ce propos dans le chapitre 5 « La procréation dans les filets de la prédiction » de la troisième partie « Vertiges du destin ».

17. Voir « Tiens ma chérie, voici mon utérus », émission *Corpus* de Virginie Matter, RTS, La 1re, avec François Ansermet, diffusion le 5 novembre 2012, http://www.rts.ch/la-1ere/programmes/corpus/4307798-tiens-ma-cherie-voici-mon-uterus.html. Voir aussi « Naissance du premier bébé suite à une greffe d'utérus. Définition de la PMA », émission *Corpus* de Virginie Matter, RTS, La 1re, avec François Ansermet, diffusion le 10 octobre 2014, http://www.rts.ch/audio/la-1ere/programmes/corpus/6193014-corpus-10-10-2014.html?f=player/popup#/la-1ere/programmes/corpus/6193014-corpus-10-10-2014.html.

18. Comme le site 23andMe.

19. Comme le dit Jacques-Alain Miller, la section entre la libido et la nature introduit aussi et paradoxalement une connexion entre la libido et la culture : voir Miller J.-A., « Les six paradigmes de la jouissance », *La Cause freudienne*, 1999, 43, p. 7-29.

PREMIÈRE PARTIE

Vertiges de l'origine

1. Beckett S., *Fin de partie*, Minuit, 1957, p. 69.

1

Recevoir la vie

1. Pour reprendre l'excellente expression de Jean-Luc Godard à propos du mystère de l'Annonciation dans *Je vous salue Marie* qu'on peut généraliser à toute

procréation ; voir Godard J.-L. (1984), « Vu par le bœuf et l'âne », *in Jean-Luc Godard par Jean-Luc Godard*, Cahiers du Cinéma, 1985, p. 588. Cité et discuté par Marie-André dans Ansermet F., Germond M., Mauron V., André M., Cascino F., *L'Ombre du futur. Clinique de la procréation et mystère de l'incarnation*, PUF, 2007, p. 67-68.

2. Freud S. (1908), « Les théories sexuelles infantiles », *in La Vie sexuelle*, PUF, 1969.

3. Ansermet F., *Clinique de l'origine*, Éditions Cécile Defaut, 2012, nouvelle édition revue et augmentée.

4. *Le Module* (2007), installation architecturale audiovisuelle de Pierre-Yves Borgeaud *et al.*, présentée à l'exposition *Vertiges de l'origine*, Lausanne, Fondation Claude-Verdan, 22 mai-28 septembre 2008.

5. Quignard P., *La Nuit sexuelle*, Flammarion, 2007, p. 11.

6. Ansermet F., Germond M., Mauron V., André M., Cascino F., *L'Ombre du futur. Clinique de la procréation et mystère de l'incarnation, op. cit.*

7. Mejia Quijano C., Germond M., Ansermet F., *Parentalité stérile et procréation médicalement assistée. Le dégel du devenir*, Érès, 2006.

8. Cela touche en effet au mystère, comme le mystère de l'incarnation et ses paradoxes que décline saint Bernardin de Sienne : « L'éternité vient dans le temps, l'immensité dans la mesure, le Créateur dans la nature [...], l'infigurable dans la figure, l'inénarrable dans le discours, l'inexplicable dans la parole, l'incirconscriptible dans le lieu, l'invisible dans la vision. » Cité par Didi-Huberman G., *Fra Angelico. Dissemblance et figuration*, Flammarion, 1990, p. 42.

9. Voir à ce propos les développements sur le futur antérieur dans François Ansermet, *Clinique de l'origine*, Éditions Cécile Defaut, 2012.

2

L'enfant chercheur

1. À propos de l'enfant chercheur – en recherche sur sa propre origine –, voir aussi la façon dont Freud a introduit cette question à partir du cas de Léonard : Freud S. (1910), *Un souvenir d'enfance de Léonard de Vinci*, Gallimard, 1987.

2. Freud S., « Les théories sexuelles infantiles », *op. cit.*

3. Héroard J., *Journal de Jean Héroard sur l'enfance et la jeunesse de Louis XIII*, Firmin-Didot, 1868.

4. Voir plus loin le chapitre 2 « *Same sex procreation* » de la deuxième partie « Vertiges de la différence ».

5. Voir plus loin le chapitre 5 « La procréation dans les filets de la prédiction » de la troisième partie « Vertige du destin ».

3

Pourquoi un enfant à tout prix ?

1. Platon, *Le Banquet*, Gallimard, 1999, sur la procréation qui vise la part d'immortel dans le vivant mortel.

2. Freud S. (1914), « Pour introduire le narcissisme », *in La Vie sexuelle, op. cit.*

3. Voir Freud S. (1920), « Au-delà du principe de plaisir », *in Essais de psychanalyse*, Payot, « Petite bibliothèque Payot », 1981.

4. L'au-delà du principe de plaisir freudien est en effet littéralement l'autre rive du plaisir – *jenseits des Lustprinzip* –, qui suggère que l'un ne va pas sans l'autre : il n'y a pas de plaisir qui n'engage pas en même temps vers un déplaisir. Voir Ansermet F., Magistretti P., *Les Énigmes du plaisir*, Odile Jacob, 2011.

5. Il y a une jouissance du côté de l'excès – d'un excès qui cherche à se décharger de toutes les manières possibles, pour obtenir tout, et tout de suite. Mais il y a aussi une jouissance-satisfaction, qui va vers un fonctionnement qui inclut l'excès, qui le routinise, vers un état de plus en plus coûteux. Sur la distinction entre « jouissance-excès » et « jouissance-satisfaction », voir le cours de Jacques-Alain Miller du 14 janvier 2009 ; la jouissance-satisfaction ne va pas vers la décharge de l'excitation à des fins homéostatiques, mais va vers l'établissement d'une homéostasie supérieure, allostatique comme le présentent les physiologistes : Miller J.-A., « Choses de finesse en psychanalyse. VII. Cours du 14 janvier 2009 », http://www.causefreudienne.net/wp-content/uploads/2014/08/Choses-de-finesse-VII.pdf. Miller J.-A., « Une psychanalyse a structure de fiction », *La Cause du désir*, 2014, 87, p. 76.

6. Ce détournement selon le fantasme peut aboutir à des inventions nouvelles, tournées vers la vie, ou au contraire aller vers des dispositifs qui vont vers l'au-delà du principe de plaisir pris dans une compulsion destructrice, tournée vers la mort plutôt que vers la vie. Il y aurait ainsi de même avec les biotechnologies des dispositifs de vie et des dispositifs de mort. Cette compulsion à la satisfaction, prise dans une jouissance-satisfaction, met en jeu une pulsion définie par Freud comme pulsion de mort.

7. Les biotechnologies pourraient être vues aussi à partir des systèmes de jouissance qu'elles mettent en jeu. C'est ainsi qu'on pourrait les examiner à partir des six paradigmes de la jouissance que repère Jacques-Alain Miller dans l'enseignement de Lacan : voir Miller J.-A., « Les six paradigmes de la jouissance », *La Cause freudienne*, 1999, n° 43, p. 7- 29.

8. Voir la façon surprenante dont Lacan fait ce rapprochement : Lacan J., « Lacan sur la science-fiction », *La Cause du désir*, 2013, 84, p. 8-9.

9. Pour reprendre la formulation de Lacan : Lacan J. (1967), « Allocution sur les psychoses de l'enfant », *in Autres écrits*, Seuil, 2001, p. 366.

10. Ansermet F., « Certitudes digitales », *Mental*, 2013, 30, p. 21-28.
11. Calame C., *Prométhée généticien*, Les Belles Lettres, 2010.

4
Sexualité et procréation

1. Que sa mère ne soit pas que mère mais qu'elle soit aussi une femme, c'est ce qui offre à l'enfant une possible liberté ; voir à ce propos l'article de Jacques-Alain Miller issu d'un colloque à Lausanne en 1996, *L'Enfant entre la femme et la mère* : Miller J.-A., « L'enfant et l'objet », *La Petite Girafe*, 2003, 18, p. 6-11.
2. Pour reprendre une expression de Pascal Quignard : « L'amnésie est notre origine en ce qu'elle concerne notre conception dans le *croire* des deux corps qui nous firent eux-mêmes dans le non-savoir de la conséquence de ce qu'ils étaient en train de faire en faisant tout autre chose. » Quignard P., « Petit traité sur Méduse », *Le Nom au bout de la langue*, Paris, Gallimard, 1993, p. 68.
3. Freud S. (1908), « Les théories sexuelles infantiles », *op. cit.*
4. Freud S. (1909), « Le roman familial des névrosés », *in Névrose, psychose et perversion*, PUF, 1973, p. 158.
5. *Ibid*, p. 159.
6. Je remarque à quel point il est difficile de dire la procréation habituelle par la voie d'une relation sexuelle : comment la qualifier ? Traditionnelle ? Naturelle ? Spontanée ? Sexuelle (une procréation médicalement assistée reste une procréation sexuelle – faut-il dire sexuée – à moins qu'il s'agisse de clonage) ?
7. L'humain a perdu son savoir instinctuel, en particulier pour ce qui concerne les affaires du sexe ; comme Lacan l'écrit : « Dans le comportement que nous lui voyons tous les jours, il n'y a manifestement aucun savoir instinctuel. » Lacan J., « RSI. 8 avril 1975 », *Ornicar ?*, 1975-1976, 5, p. 51.
8. Borges J., « La secte du Phénix », *in Œuvres complètes*, Gallimard, « Bibliothèque de la Pléiade », 1993, t. I, p. 550-552.
9. Miller J.-A., « Le coït énigmatisé », *Quarto*, 2000, 70, p. 8-14.
10. Borges J., « La secte du Phénix », *in Œuvres complètes, op. cit.*, note p. 1595.
11. C'est le fameux « non-rapport sexuel » énoncé par Lacan qui indique qu'il n'y a pas de savoir préétabli, pas de formule, pas de mode d'emploi pour dire le rapport sexuel entre un homme et une femme. L'évidence de ce non-rapport peut surgir comme un réel insupportable, un non-sens qu'il s'agit de traiter : c'est là que la conception d'un enfant peut s'imposer, qui puisse venir faire suppléance à ce non-rapport.
12. Lacan J. (1956-1957), *Le Séminaire*, livre IV : *La Relation d'objets*, Seuil, 1994, p. 374.
13. Comme le dit Lacan : « Le sujet peut très bien savoir que copuler est réellement à l'origine de procréer, mais la fonction de procréer en tant que signifiant est

autre chose. » Lacan J. (1955-1956), *Le Séminaire*, livre III : *Les Psychoses*, Seuil, 1981, p. 329.

5

Le père dans la procréation

1. Lévi Strauss C. (1955), « La structure des mythes », *in Anthropologie structurale*, Paris, Plon, 1958, t. I, p. 239.
2. Voir à ce propos le travail de recherche d'Ana Almeida Heymans : Almeida A., Müller Nix C., Germond M., Ansermet F., « Investissement parental précoce de l'enfant conçu par procréation médicalement assistée autologue », *La Psychiatrie de l'enfant*, 2002, 45 (1), p. 45-75.
3. *Ibid.*, p. 329.
4. Lacan J. (1956-1957), *Le Séminaire*, livre IV : *La Relation d'objets, op. cit.*, p. 372.
5. Voir à ce propos la référence faite par Jacques Lacan à Bachofen à propos des matriarcats partout sous-jacents à la culture antique : Lacan J. (1938), « Les complexes familiaux dans la formation de l'individu », *in Autres écrits, op. cit.*, p. 57. Voir aussi « les traces universellement présentes et la survivance étendue d'une structure matriarcale de la famille [...] l'ordre de la famille humaine a des fondements soustraits à la force du mâle ». *Ibid.*, p. 49.
6. Atlan H., *L'Utérus artificiel*, Seuil, 2005, p. 128.
7. « La position du Nom-du-Père comme tel, la qualification du père comme procréateur est une affaire qui se situe au niveau symbolique. » Lacan J. (1957-1958), *Le Séminaire*, livre V : *Les Formations de l'inconscient*, Seuil, 1998, p. 181.
8. C'est-à-dire de faire que la mère reste une femme, « objet a qui cause son désir », ce que Lacan désigne comme le « soin paternel ». Lacan J., « RSI. 8 avril 1975 », art. cit., p. 107-108.
9. Voir à ce propos le développement de Lacan sur le troisième temps de l'œdipe où il met l'accent sur un père qui « intervient à ce niveau pour donner », « qui paraît effectivement dans l'acte de don », qui « permet et autorise ». Lacan J. (1957-1958), *Le Séminaire*, livre V : *Les Formations de l'inconscient, op. cit.*, p. 205.

6

Sosie : être un autre

1. Lacan J. (1955), « Sosie », *in Le Séminaire*, livre II : *Le Moi dans la théorie de Freud et dans la technique de la psychanalyse*, Seuil, 1978, p. 301-316.
2. Bollack J., *La Naissance d'Œdipe*, Gallimard, « Tel », 1995.

3. Lacan J. (1949), « Le stade du miroir comme formateur de la fonction du Je », *in Écrits*, Seuil, 1966, p. 93-100.

4. Jacques Vincey dans sa mise en scène d'*Amphitryon* en 2012 à la Comédie-Française au théâtre du Vieux-Colombier traite Jupiter comme une sorte de Dieu du Quattrocento dans les Annonciations, qui est toujours un peu derrière, au-dessus, avec juste la colombe, le rayon ; il y a là une allusion lorsqu'il le fait partir en oblique, laissant chacun sidéré sur terre après sa déclaration.

5. Lacan J. (1955), « Sosie », art. cit.

6. Freud S. (1901), *Psychopathologie de la vie quotidienne*, Payot, 1973.

7. Dans la mise en scène de Jacques Vincey, il y a ce dispositif scénique étonnant d'une maison, qui est familière, qui se transforme et devient inabordable, avec ce merveilleux jeu de sosie qui veut monter l'escalier qui n'existe plus !

8. Pour reprendre l'expression de Pascal Quignard. Quignard P., « Petit traité sur Méduse », art. cit., p. 68.

7

Les nouveaux modes d'origine

1. Comme l'écrit Lacan, au-delà du symbolique reste toujours la butée logique, l'impossible : « La catégorie du réel en ce qu'elle se distingue radicalement [...] du symbolique et de l'imaginaire – le réel c'est l'impossible. Non pas au titre de simple butée contre quoi nous nous cognons le front, mais de la butée logique de ce qui, du symbolique, s'énonce comme impossible. C'est de là que le réel surgit. » Lacan J. (1969-1970), *Le Séminaire*, livre XVII : *L'Envers de la psychanalyse, op. cit.*, p. 143.

2. « La vérité du désir est elle-même une offense à l'autorité de la loi. » Lacan J. (1958-1959), *Le Séminaire*, livre VI : *Le Désir et son interprétation, op. cit.*, p. 95.

3. Le séquençage est de plus en plus accessible, pas seulement financièrement : un séquençage coûtait plusieurs millions, il est maintenant accessible autour de 1 000 euros ; une entreprise comme 23andMe accessible par Internet en propose une version pour 99 dollars. Voir « Le séquençage ADN à bas coût, une révolution fabuleuse... et dangereuse », *Journal du Net*, 6 juin 2014, http://www.journaldunet.com/economie/sante/sequencage-adn-low-cost/.

4. Nous reprendrons cette question dans la troisième partie « Vertiges du destin », p. 119.

5. Comme l'indique Lacan dans « La troisième », discours prononcé à Rome le 1ᵉʳ novembre 1974, de la vie nous n'en savons rien, à part ce terme vague « qui consiste à énoncer le jouir de la vie ». Mais de la vie en tant que telle, nous n'en savons rien, encore moins quant à savoir d'où vient la vie, qu'est-ce qui

219

s'est passé pour que ça se mette tout à coup à édifier une molécule d'ADN, « comment elle a pu prendre son départ ». Comme Lacan poursuit, « tout ce à quoi nous induit la science, c'est de voir qu'il n'y a rien de plus réel, ce qui veut dire rien de plus impossible à imaginer ». Lacan J., « La troisième », *La Cause freudienne*, 2011, 79, p. 30.

6. Shelley M. (1817), *Frankenstein ou le Prométhée moderne*, Pocket, 1994, p. 64.

7. *Ibid.*, p. 65-66.

8. *Ibid.*, p. 174.

9. *Ibid.*, p. 175.

10. Finalement Frankenstein détruit la femme que lui avait demandée sa créature, pour éviter que vienne de leur union « une race de démons » qui se propage ensuite sur la terre ; en effet, « une des premières conséquences de cet amour dont le démon éprouvait tant le besoin serait la naissance d'enfants ». *Ibid.*, p. 199.

11. C'est peut-être aussi ce qui fait passer Lacan de la biologie à ce qu'il désigne comme « la viologie, la logie de la violence ». Lacan J., « RSI. 8 avril 1975 », art. cit., p. 45.

12. Héritier F., « Réflexions pour nourrir la réflexion », *in De la violence*, Odile Jacob, « Opus », 1996, t. I, p. 11-53.

13. Lecourt D., *Humain, posthumain, op. cit.*

14. Ramuz C.-F., « Besoin de grandeur », *in Œuvres complètes*, Rencontre, 1938, vol. 4.

15. On pourrait voir la contingence comme un hasard dont on se saisit.

16. Comme l'énonce Lacan, « le sexe a abouti à faire maladie chez le parlêtre, et la pire maladie, celle dont il se reproduit ». Lacan J., « RSI. 8 avril 1975 », art. cit., p. 45.

17. Voir Godard J.-L., Miéville A.-M., « Toi, moi », *France, tour, détour, deux enfants*, Antenne 2, 1980.

8

La mort dans la procréation

1. Voir chapitre 5 ci-dessus.

2. « Et voilà bien en quoi chez l'être vivant mortel réside l'immortalité : dans la grossesse et la procréation. » Platon, *Le Banquet*, trad. L. Brisson, Flammarion, « Garnier-Flammarion », 2000, p. 149.

3. « Car il ne suffit pas d'en décider par son effet : la mort. Il s'agit encore de savoir quelle mort, celle que porte la vie ou celle qui la porte. » Lacan J., « Subversion du sujet et dialectique du désir », *in Écrits, op. cit.*, p. 810.

4. Vernant J.-P., « Persée et Méduse, Conférence du 29 novembre 200 », *L'histoire n'est pas tout à fait finie*, Bayard, 2013, p. 108.

5. Quignard P., *La Barque silencieuse*, Seuil, 2009, p. 11.

6. « La phrase la plus profonde qui n'ait jamais été écrite, [...] c'est la dernière phrase du livre de zoologie : la reproduction est le commencement de la mort. » Joyce J., « Portrait de l'artiste en jeune homme », *in Œuvres complètes*, Gallimard, « Bibliothèque de la Pléiade », 1982, t. 1, p. 758.

7. « Pour que procréer ait son sens plein, il faut encore, chez les deux sexes, qu'il y ait appréhension, relation à l'expérience de la mort. » C'est justement ce que rejettent les psychotiques dans leurs délires de procréation, qui sont une façon de ne rien vouloir savoir de l'expérience de la mort. Lacan J. (1955-1956), *Le Séminaire*, livre III : *Les Psychoses, op. cit.*, p. 330.

8. Comme l'énonce aussi Lacan : « Le vivant d'être sujet au sexe est tombé sous le coup de la mort individuelle. » Lacan J. (1964), *Le Séminaire*, livre XI, *Les Quatre Concepts fondamentaux de la psychanalyse*, Seuil, 1973, p. 186.

9. Jacob F., *La Logique du vivant*, Gallimard, 1970.

10. Langaney A., *Le Sexe et l'Innovation*, Seuil, 1979, p. 28.

11. Loraux N., *Né de la terre. Mythe et politique à Athènes*, Seuil, 1996.

12. En fait, une fabrication issue d'une ruse de Zeus.

13. En fait un *kalon kakon,* un « malheur resplendissant », un malheur merveilleux que les hommes chériront dans leur cœur, pour reprendre les termes de Vernant J.-P., *Pandora, la première femme*, Bayard, 2006., p. 49.

14. Hésiode. *Les Travaux et les Jours*, trad. C. Terreaux, Arléa, 1995.

15. *Ibid.*, p. 89.

16. Loraux N., *Né de la terre, op. cit.*, p. 24.

17. « Il faut être deux pour faire un. Il faut un ventre féminin... Et si vous naissez, alors ça veut dire que vous allez naître petit, puis grandir, puis vous fortifier, devenir adulte, vieux et finalement mourir. Pas de naissance sans mort. » Vernant J.-P., *Pandora, la première femme, op. cit*, p. 72-73.

18. *Ibid.,* p. 13.

19. *Ibid.,* p. 17.

20. Freud S. (1900), *L'Interprétation des rêves*, PUF, 1980, p. 98 *sq.*

21. Lacan J. (1955), *Le Séminaire*, livre II : *Le Moi dans la théorie de Freud et dans la technique de la psychanalyse, op. cit.*, p. 186.

22. *Ibid.,* p. 196.

23. La naissance met en effet en jeu le sexe et la mort dans leurs dimensions irreprésentables.

24. De quel face-à-face s'agit-il ? Quelle est la source de la terreur en jeu ? Quelle est cette face terrifiante ? Lacan, toujours dans le même commentaire, précise les choses en faisant surgir du trou inaugural aussi bien que terminal de la gorge d'Irma « l'image terrifiante, angoissante, de cette vraie tête de Méduse, [...] révélation de ce quelque chose à proprement parler innommable, le fond de cette gorge à la forme complexe, insituable, qui en fait aussi bien l'objet

primitif par excellence ». Lacan J. (1955), *Le Séminaire*, livre II : *Le Moi dans la théorie de Freud et dans la technique de la psychanalyse, op. cit.*, p. 196.

25. On mesure en tout cas à quel point le mythe de Méduse est complexe et, comme l'écrit Freud, « on devrait suivre la genèse de ce symbole d'horreur isolé, dans la mythologie des Grecs, ainsi que ses parallèles dans d'autres mythologies ». Freud S. (1922), « La tête de Méduse », *in Résultats, idées, problèmes*, PUF, 1985, t. 2 ; voir aussi à ce propos Vernant J.-P., « Persée et Méduse. Conférence du 29 novembre 2003 », *in L'histoire n'est pas tout à fait finie, op. cit.*, p. 83-120

26. Freud S., « La tête de Méduse », art. cit.

27. « La tête de la Gorgone, cette tête monstrueuse dont on nous dit qu'on ne peut ni la voir, ni la peindre, ni la dire, elle est partout... » Vernant J.-P., « Persée et Méduse. Conférence du 29 novembre 2003 », art. cit., p. 108.

DEUXIÈME PARTIE

Vertiges de la différence

1

L'altérité du don

1. Depuis la création en 1973 du Cecos (Centre d'étude et de conservation des œufs et du sperme humains), la loi française garantit aux donneurs un anonymat absolu.

2. Testart J., *Faire des enfants demain. Révolutions dans la procréation*, Seuil, 2014 ; voir aussi Testart J., « Créons l'assistance conviviale à la procréation au service de l'enfant », *Le Monde*, 7 février 2013.

3. Voir aussi à ce propos Théry I., *Des humains comme les autres. Bioéthique, anonymat et genre du don*, Éditions de l'EHESS, « Cas de figure », 2010 ; voir aussi Kermalvezen A., *Né de spermatozoïde inconnu*, Presse de la Renaissance, 2008.

4. Même si le projet du donneur de sperme reste en lui-même très variable dans ses motivations. Voir à ce propos le film québécois *Starbuck* (2011), réalisé par Ken Scott, où le personnage central David Wozniak, ayant été donneur de sperme, découvre qu'il est le géniteur de 533 enfants.

5. Bärfuss L., *Le Test*, trad. fr. J. Honigmann, L'Arche, 2008.

6. Sophocle, *Électre*, Minuit, 2007.

7. Lacan J. (1967), « Allocution sur les psychoses de l'enfant », *in Autres écrits, op. cit.*, p. 366.

8. Hansen A., « Swedish surgeons report world's first uterus transplantation from mother to daughter », *BMJ*, 2012, 345, e6357. doi: 10.1136/bmj.e6357e6357. Voir aussi « Tiens ma chérie, voici mon utérus », déjà cité.

9. Tison A., Taylor T., *Barbapapa*, L'École des loisirs, 1970.

10. Sur le Snowflakes Embryo Adoption Program, voir l'article de Collard C., Kashmeri S., « Embryo adoption : Emergent forms of siblingship among snowflakes families », *Journal of the American Ethnological Society*, 2011, 38, 2, p. 307-322.

11. Une recherche sur l'investissement parental des zygotes cryoconservés est en cours de rédaction sous forme d'un livre : V. Mauron et D. Laufer, *Voyage en Zygotie*, à paraître.

2

Same sex procreation

1. Texte repris à partir de sa publication récente de l'ECF dans *L'Hebdo-Blog*, 1, 2014

2. Pour reprendre une expression de Jacques Testart, *Faire des enfants demain, op. cit.*

3. *Ibid.*

4. On distingue les procréations autologues réalisées à partir des gamètes du couple et les procréations hétérologues qui nécessitent des dons de gamètes.

5. Lacan J. (1971-1972), *Le Séminaire*, livre XIX : *...ou pire*, Seuil, 2011, p. 155.

6. Atlan H., *L'Utérus artificiel, op. cit.*

7. Voir les travaux d'Edith Heard, en particulier sa « Leçon inaugurale » au Collège de France, sur l'épigénétique et la mémoire cellulaire.

8. Pour reprendre l'expression de Jaques Lacan (1972-1973) dans *Le Séminaire*, livre XX : *Encore* (Seuil, 1993), qu'il utilise plutôt sur le fait que « les femmes homosexuelles aiment l'autre sexe, pour traquer une jouissance autre ».

9. Voir à ce propos le rapport de Théry I., Leroyer A.-M. (dir.), *Filiation, origines, parentalité. Le droit face aux nouvelles valeurs de responsabilité générationnelle, rapport remis à la ministre déléguée chargée de la Famille, ministère des Affaires sociales et de la Santé*, Odile Jacob, 2014.

10. Pour les gamètes mâles, voir Kono T., Obata Y., Wu Q., Niwa K., Ono Y., Yamamoto Y., Park E. S., Seo J. S., Ogawa H., « Birth of parthenogenetic mice that can develop to adulthood », *Nature*, 2004, 428 (6985), p. 860-864. Pour les gamètes femelles, voir Deng J. M., Satoh K., Wang H., Chang H., Zhang Z., Stewart M. D., Cooney A. J., Behringer R. R., « Generation of viable male and female mice from two fathers », *Biology of Reproduction*, 2011, 84, p. 613-618. Voir aussi la discussion qu'Ariane Giacobino fait de ces travaux :

Giacobino G., « Gamètes artificielles : toujours plus près », *Huffington Post*, 19 décembre 2013.

11. Smajdor A., Cutas D. « Will artificial gametes end infertility ? », *Health Care Anal*, 2013. DOI 10.1007/s10728-013-0268-x, cité par A. Giacobino dans sa revue de ces techniques, « Gamètes artificielles : toujours plus près », art. cit. ; voir aussi deux revues toutes récentes sur ce thème : Easley C. A., Latov D. R., Simerly C. R., Schatten G., « Adult somatic cells to the rescue : Nuclear reprogramming and the dispensability of gonadal germ cells », *Fertil. Steril.*, 2014, 101 (1), p. 14-19 ; Hou J., Yang S., Yang H., Liu Y., Liu Y., Hai Y., Chen Z., Guo Y., Gong Y., Gao WQ., Li Z., He Z., « Generation of male differentiated germ cells from various types of stem cells », *Reproduction*, 2014, 147 (6), R179-R188.

12. Yamaguchi S., Shen L., Liu Y., Sendler D., Zhang Y., « Role of Tet1 in erasure of genomic imprinting », *Nature*, 2013, 504 (7480), p. 460-464 ; voir aussi la discussion d'A. Giacobino, « Gamètes artificielles : toujours plus près », art. cit.

13. Voir aussi à ce propos Giacobino A., « Gamètes artificielles : toujours plus près », art. cit.

14. Voir pour illustrer les débats éthiques induits par ces techniques une revue récente dans une publication d'éthique médicale : Palacios-Gonzalez C., Harris J., Testa G., « Multiplex parenting : IVG and the generations to come », *J. Med. Ethics*, 2014, 40, 11, p. 752-758. À noter curieuse collision de signification d'une langue à l'autre : en français IVG veut dire interruption volontaire de grossesse ; en anglais *in vitro generated gametes*.

15. « L'infertilité pour tous », selon l'excellente expression proposée par Ariane Giacobino, « Gamètes artificielles : toujours plus près », art. cit.

16. Cette notion de non-complémentarité (voir Harrison S., *in* S. Harrison S. [dir.], *Elles ont choisi. Les homosexualités féminines*, Michèle, 2013, p. 39) est d'autant plus importante dans la symétrie imaginaire que pourraient impliquer les procréations autologues homosexuelles.

17. Voir à ce propos le développement au chapitre 1 à propos de « forcer la nature ». Sur le point panique, voir Lacan J. (1958-1959), *Le Séminaire*, livre VI : *Le Désir et son interprétation*, *op. cit.*, p. 108.

3

L'enfant issu du froid

1. Ce chapitre fait référence à une recherche sur l'investissement parental de l'enfant né après une procréation médicalement assistée avec Claudia Mejia et Marc Germond, publiée sous forme d'un livre : Mejia Quijano C., Germond

M., Ansermet F., *Parentalité stérile et procréation médicalement assistée. Le dégel du devenir*, Érès, 2006.

2. Rank O. (1922), *Le Mythe de la naissance du héros,* Payot, 1983.

3. Cette part perdue, c'est ce que Lacan repère par ce qu'il désigne comme un manque réel, lié à l'avènement du vivant dans la reproduction sexuée : « Le manque réel, c'est ce que le vivant perd, de sa part de vivant, à se reproduire par voie sexuée. » Lacan J. (1964), *Le Séminaire*, livre XI : *Les Quatre Concepts fondamentaux de la psychanalyse, op. cit.*, p. 186.

4. Comme l'ont annoncé Apple et de Facebook en octobre 2014 (*Les Échos*). Apple et Facebook veulent aider leurs salariées à vitrifier leurs ovocytes : http://www.lesechos.fr/tech-medias/hightech/0203858195661-apple-et-facebook-proposent-a-leurs-salariees-de-vitrifier-leurs-ovocytes-1053591.php.

5. Freud S. (1937), « L'analyse avec fin et l'analyse sans fin », *in Résultats, idées, problèmes*, PUF, 1985, t. II, p. 231-268.

6. C'est par cette voie aussi que l'enfant parvient « à la connaissance de la différence entre le père et la mère en ce qui concerne la sexualité ». Freud S., « Le roman familial des névrosés », art. cit., p. 159.

7. Ni aux explorations sexuelles de l'enfant, produites spontanément dans les toutes premières années de sa vie, qui trouvent « leur origine dans les composantes des pulsions sexuelles qui sont déjà à l'œuvre dans l'organisme de l'enfant ». Freud S., « Les théories sexuelles infantiles », art. cit., p. 19.

4

Le désir de cloner

1. Repris et modifié depuis le texte Ansermet F., « Le désir de cloner », *La Cause freudienne. Nouvelle revue de psychanalyse*, 2004, 57, p. 33-38.

2. Comme dans le cas de la jeune homosexuelle décrite par Freud S. (1920), « Psychogenèse d'un cas d'homosexualité féminine », *in Névrose, psychose et perversion, op. cit.*, p. 260.

3. Freud S. (1908), « Les théories sexuelles infantiles », *in La Vie sexuelle, op. cit.*, p. 17.

4. Un fantasme en effet, parce qu'à la mort on n'échappe pas ; le clone serait non seulement autre, mais aussi mortel ; il semblerait même vivre moins longtemps que celui dont il s'origine.

5. Lecourt D., *Prométhée, Faust, Frankenstein. Fondements imaginaires de l'éthique*, Synthélabo Groupe, « Les Empêcheurs de penser en rond », 1996.

6. Lecourt D., *Humain, posthumain, op. cit.*.

7. On n'est plus dans la structure de la parenté qui nécessite deux pour faire un : « Il s'agit toujours de comprendre comment un peut naître de deux »,

comme l'écrit Claude Lévi-Strauss (Lévi-Strauss ([1955], « La structure des mythes », *Anthropologie structurale*, Plon, 1958, t. I, p. 240).

8. Ansermet F., Magistretti P., *À chacun son cerveau*, Odile Jacob, 2004.

9. C'est ce que Platon énonçait déjà dans *Le Banquet*, à travers le discours de Diotime rapporté par Socrate : « L'être vivant – dont on dit qu'il reste le même de l'enfance à la vieillesse – n'a jamais en lui les mêmes choses. Même si on dit qu'il reste le même, il ne cesse de devenir nouveau, par ses cheveux, par sa chair, par ses os, par son sang, c'est-à-dire par tout son corps. Et cela est vrai non seulement de son corps, mais aussi de son âme : disposition, caractère, opinions, plaisir, chagrin, crainte, aucune de ces choses n'est jamais identique en chacun de nous. » Platon, *Le Banquet*, trad. L. Brisson, *op. cit.*, p. 152.

10. « *In woman's womb word is made flesh but in the spirit of the maker all flesh that passes becomes the word that shall not pass away. This is post creation.* » Joyce J., « Oxen of the sun », *in Ulysses. The Corrected Text*, édition établie par H. W. Gables, The Bodley Head, 1986, XIV, p. 377.

11. Des chercheurs sud-coréens ont annoncé qu'ils avaient réussi pour la première fois à produire par clonage un embryon humain dans le but de l'utiliser pour en tirer des cellules souches embryonnaires dans une perspective de clonage thérapeutique et non pas de clonage reproductif. Vogel G., « Human cloning. Scientists take step toward therapeutic cloning », *Science*, 2004, 303 (5660), p. 937-939.

12. « Et voilà bien en quoi, chez l'être vivant mortel, réside l'immortalité : dans la grossesse et la procréation. » Platon, *Le Banquet*, *op. cit.*, p. 149.

13. Pour reprendre encore une fois la formule de Lévi-Strauss. Lévi Strauss C. (1955), « La structure des mythes », *in Anthropologie structurale*, *op. cit.*, t. I, p. 240.

14. La sommation de ces faits – « copuler avec une femme, qu'elle porte ensuite quelque chose pendant un certain temps dans son ventre, que ce produit finisse par être éjecté » – ne dit pas ce que c'est que procréer. Lacan J. (1955-1956), *Le Séminaire*, livre III, *Les Psychoses*, *op. cit.*, p. 329 ; comme l'écrit encore Lacan à propos du délire de Schreber, ce que montre ce délire, c'est qu'on « peut très bien savoir que copuler est réellement à l'origine de procréer, mais la fonction de procréer en tant que signifiant est autre chose ». *Ibid.*, p. 329.

15. Bollack J., *La Naissance Œdipe*, Gallimard, « Tel », 1995.

16. *Ibid.*, p. 243.

17. C'est-à-dire un crime contre la filiation et non un crime contre l'humanité, notion qui frapperait les clones de damnation, en faisant d'eux une humanité *a priori* dégradée, plutôt que de pointer ceux qui les ont conçus, comme le montre de façon pertinente Descamps P., *Un crime contre l'espèce humaine ? Enfants clonés, enfant damnés*, Les Empêcheurs de penser en rond, 2004.

18. Hésiode, *Les Travaux et les Jours*, *op. cit.*

19. Loraux N., *Né de la terre*, *op. cit.*

20. Voir la discussion sur le mythe de Pandore dans notre première partie, le chapitre « La mort dans la procréation ».
21. Je fais ici référence aux propos de Jean-Claude Ameisen lors des 44es Journées d'étude de l'École de la cause freudienne, « Être mère », 15-16 novembre 2014, lors d'une table ronde sur le thème « Qu'est-ce que la reproduction de la vie ? », où il a présenté la reproduction de la vie comme étant d'abord la production du nouveau et du différent (www.causefreudienne.net/event/reproduire-la-vie/).

TROISIÈME PARTIE

Vertiges du destin

1. Freud S. (1910), *Un souvenir d'enfance de Léonard de Vinci, op. cit.*, p. 178.

1

Un oracle contemporain

1. Les enfants d'Œdipe, qui étaient aussi ses frères et sœurs selon la lignée maternelle, à travers Jocaste, ont tous disparu sans laisser de descendance, en tout cas Antigone, Polynice et Étéocle, sauf Ismène dont le destin reste mystérieux.
2. « Le fantasme donne à la réalité son cadre. » Lacan J. (1967), « Allocution sur les psychoses de l'enfant », *in Autres écrits, op. cit.*, p. 366.
3. Lacan pose très bien la complexité du rapport du réel au fantasme dans *Le Séminaire* livre XI : « C'est par apport au réel que fonctionne le plan du fantasme. Le réel supporte le fantasme, le fantasme protège le réel. » Voir Lacan J. (1964), *Le Séminaire*, livre XI : *Les Quatre Concepts fondamentaux de la psychanalyse, op. cit.*, p. 41.
4. Il y a donc là un lien paradoxal entre le réel et le fantasme. D'une part, le fantasme protège de l'effraction du réel ; de l'autre, il le rend toujours présent, agissant. Le fantasme voile le traumatisme, en même temps qu'il le maintient. Ce qui n'empêche que, pour aider ceux qui se confrontent à une situation aussi impossible à supporter que l'interruption médicale de grossesse, il s'agit de passer par le fantasme pour remettre en fonction le sujet au-delà de la sidération : s'appuyer sur le fantasme, comme soutien d'un désir qui pourrait renaître. Le fantasme est ainsi en même temps une solution et un piège.
5. Delcourt M., *L'Oracle de Delphes*, Payot, 1955.
6. Maladie neurodégénérative génétique, de transmission autosomique dominante, évoluant principalement vers des mouvements anormaux irrépressibles et des troubles cognitifs d'installation progressive.

7. Voir à ce propos le film *La Pieuvre* de Laetitia Carton (2009), sur une jeune femme dans son parcours et son dilemme de faire ou non le test génétique pour savoir si elle est porteuse ou non du gène en cause, alors que de nombreux cas sont présents chez ses ascendants.

8. Une certitude dans le cas de la chorée de Huntington ou dans les maladies monogéniques, mais le plus souvent, comme on l'a dit, on ne peut prédire qu'une probabilité : ce qui n'empêche que celle-ci fonctionne subjectivement comme une certitude de la probabilité.

2

Les tragédies prédictives

1. C'est d'une certaine manière ce que l'on fait lorsqu'on considère que certaines situations évoluent fatalement vers un état pathologique, en convoquant des composantes génétiques complexes, comme par exemple le passage d'un trouble oppositionnel avec provocation vers une tendance antisociale. Voir à ce propos le débat autour de l'expertise Inserm, critiquée dans un volume du collectif Pasde0deConduite : *Enfants turbulents : l'enfer est-il pavé de bonnes préventions ?* Érès, 2008. Il y a là un carrefour : on voit que le fait d'être conscient d'un risque peut soit donner une place au sujet, soit au contraire l'éliminer et n'en faire que l'objet d'une prédiction.

2. Morisod Harari M., « Anomalies des chromosomes sexuels : quel choix en médecine prénatale ? », *Mental. Revue internationale de psychanalyse*, 2009, 22, p. 197-204.

3. Lacan J. (1945), « Le temps logique et l'assertion de certitude anticipée », *in Écrits*, *op. cit.*, p. 197-211.

4. Agamben G., *Homo Sacer*, t. I : *Le Pouvoir souverain et la Vie nue*, Seuil, 1997.

5. Levy N., « Deafness, culture and choice », *J. Med. Ethics*, 2002, 28, 5, p. 284-285.

6. Lecourt D., *Humain, posthumain, op. cit.*, p. 95.

7. Keynes J. M., « The inevitable never happens. It is the unexpected always », lettre du 26 août 1939 à Kingsley Martin : Keynes J. M. , *Collected Writings of J. M. Keynes, Social, Political, and Literary Writings*, Macmillan, 1982, vol. XXVIII.

3
L'incertitude de la prédiction

1. Arendt H., *La Crise de la culture*, Gallimard, « Folio Essais », 2007, p. 220
2. Selon l'excellente expression de Marta Vitale dans son travail de thèse en oncogénétique prédictive : Vitale M., *Apport de la psychanalyse en oncogénétique prédictive*, UNIL, 2012.
3. Delcourt M., *L'Oracle de Delphes*, Payot, 1955.
4. Selon l'excellente expression de Marta Vitale dans son travail de thèse en oncogénétique prédictive, *Apport de la psychanalyse en oncogénétique prédictive*, *op.cit.*
5. Morisod Hariri M., « Anomalies des chromosomes sexuels : quel choix en médecine prénatale ? », art. cit.
6. Voir en particulier, en plus de l'article de Morisod Harari M., Donnai D., « Genetic Counseling and the pre-pregnancy clinic », *in* Brock J. H., Rodeck C. H., Ferguson-Smith M.A. (dir.), *Prenatal Diagnosis and Screening*, Churchill Livingstone, 1992, p.3-10 ; voir aussi Christian S. M., Koehn D., Pillay R., MacDougal A., Wilson R. D., « Parental decisions following prenatal diagnosis of sex chromosome aneuploidy : A trend over time », *Prenat. Diagn.*, 2000, 20, p. 37-40.
7. Vitale M., « La psychanalyse appliquée à l'oncogénétique », *Mental. Revue de psychanalyse*, 2009, 22, p. 219-224.
8. Marmot M., *The Status Syndrome. How Social Standing Affects our Health and Longevity*, Bloomsbury, 2004.
9. On aura l'occasion d'en reparler dans la dernière partie du livre *Vertiges du devenir*, autour de la proposition de Ludwig Wittgenstein selon laquelle « l'énoncé qu'il peut choisir contredit l'énoncé que ses actes peuvent être prédits ». Voir Wittgenstein L., *Leçons sur la liberté de la volonté*, PUF, 1998 ; voir aussi Wittgenstein L., « A lecture on freedom of the will », *Philosophical Investigations*, 1989, 12 (2), p. 85-100.

4
L'espoir préimplantatoire

1. « Donc l'homme prométhéen sait que les choses vont arriver. Mais en même temps, nous avons l'autre côté épiméthéen dont nous sommes aussi solidaires. C'est-à-dire qu'on est vraiment fixé sur les choses que quand c'est trop tard pour trouver un moyen d'y remédier. Prométhéen et épiméthéen, ça veut dire que nous vivons toujours sur le mode de l'attente et d'une prévision qui n'est pas une vraie prévision, qui n'est pas un vrai savoir. » Vernant J.-P., *Pandora, la première femme*, *op. cit.*, p. 80-81.

2. Voir aussi sur Pandore, la discussion au chapitre « La mort dans la procréation ».

3. Vernant J.-P., *Pandora, la première femme, op. cit.*, p. 49.

4. *Ibid.*, p. 67.

5. Voir à ce propos Habermas J., *L'Avenir de la nature humaine. Vers un eugénisme libéral ?*, Gallimard, 2002.

6. Voir Kierkegaard S., *Ou bien… ou bien*, Gallimard, 1949.

7. À propos de ce facteur létal, on pourrait citer Lacan qui en parle justement en faisant référence aux chromosomes : « Ce facteur que j'évoque est celui qui est présent dans certaines répartitions que nous montre ce jeu des signifiants que nous voyons quelque fois jouer au cœur de la vie elle-même – on appelle ça des chromosomes et il arrive que, parmi eux, il y en ait un qui ait une fonction létale. » Lacan J. (1964), *Le Séminaire*, livre XI : *Les Quatre Concepts fondamentaux de la psychanalyse, op. cit.*, p. 193.

8. Voir à ce propos le texte fondamental sur cette question de Serge Leclaire, déjà cité dans ce livre, en particulier au chapitre 3 de la deuxième partie sur mort et naissance : Leclaire S., *On tue un enfant. Un essai sur le narcissisme primaire et la pulsion de mort*, Seuil, « Le champ freudien », 1975.

9. On reconnaît les figures, Œdipe, mais aussi Moïse et bien d'autres encore ; voir à ce propos Rank O. (1922), *Le Mythe de la naissance du héros, op. cit.*

10. Comme on l'a vu dans le chapitre précédent, les patients et les parents confrontés à la mucoviscidose, au début du diagnostic prénatal rendu possible par les développements de la génétique, avaient posé cette question dans un colloque qui les rassemblaient tous : « La vie avec une mucoviscidose vaut-elle la peine d'être vécue ? » C'est ce type de question qui est sous-jacente aux pratiques du DPI.

11. Comme la volonté de concevoir un enfant sourd issu de parents sourds, pour perpétuer une culture de sourds ; voir notre chapitre précédent.

12. Lupien S. J., McEwen B. S., Gunnar M. R., Heim C., « Effects of stress throughout the lifespan on the brain, behaviour and cognition », *Nature Reviews Neuroscience*, 2009, 10, p. 434-445.

13. Huxley A., *Le Meilleur des mondes*, Plon, 1933.

14. « L'amour des parents, si touchant et, au fond, si enfantin, n'est rien d'autre que leur narcissisme qui vient de renaître. » Freud S. (1914), « Pour introduire le narcissisme », *in La Vie sexuelle, op. cit.*, p. 96.

15. Au-delà de l'enfant, c'est en effet l'immortalité du moi qui est visée – « cette immortalité du moi que la réalité bat en brèche ». *Ibid*, p. 96.

16. *Ibid*, p. 96.

17. Il y a toujours une réponse possible du sujet au-delà de ce qui le détermine ou de ce qui a marqué son histoire, même dès avant sa conception.

18. Voir à ce propos le livre de Nancy J.-L., *L'Intrus* (Galilée, 2000), où celui-ci, à partir de sa propre expérience, montre les différentes valences de ce rapport

à l'altérité qu'impliquent les greffes de cellules souches par rapport aux greffes d'organe.

19. Fagniez P.-L., Loriau J., Tayard C., « Du "bébé-médicament" au "bébé du double espoir" », *Gynécologie, obstétrique et fertilité*, 2005, 33 (10), p. 828-832.

20. Voir à ce propos la façon dont René Frydman en parle de façon très convaincante : Laurent D., Frydman R., Ansermet F., « Une assistance médicale au désir : entretien avec René Frydman », *Mental. Revue internationale de psychanalyse*, 2009, 22, p. 152-156.

21. Quignard P., « Petit traité sur Méduse », art. cit., p. 68.

22. Voir à ce propos, une fois de plus, la phrase de Diotime citant Socrate qui considère la procréation comme visant la part d'immortel dans le vivant mortel : « Et voilà bien en quoi chez l'être vivant mortel réside l'immortalité : dans la grossesse et la procréation. » Platon, *Le Banquet*, trad. L. Brisson, *op. cit.*, p. 149.

23. Voir le complexe de l'intrusion dans Lacan J. (1938), « Les complexes familiaux dans la formation de l'individu », *Autres écrits, op. cit.*, p. 36-45.

5

La procréation dans les filets de la prédiction

1. Voir à ce propos les développements dans le chapitre « L'enfant issu du froid », dans la partie « Les Vertiges de l'origine ».

2. Comme Freud le dit à propos de Léonard de Vinci : « Tout dans notre vie est hasard, à partir de notre commencement, par la rencontre du spermatozoïde et de l'ovule, hasard qui est sans rapport avec nos désirs et nos illusions. » Freud S. (1910), *Un souvenir d'enfance de Léonard de Vinci, op. cit.*, p. 178.

3. Voir le chapitre intitulé « *Same sex procration* » dans la deuxième partie « Vertiges de la différence ».

4. « Vous êtes surgi de cette chose fabuleuse, totalement impossible, qu'est la lignée génératrice, vous êtes né de deux germes qui n'avaient aucune raison de se conjuguer si ce n'est cette sorte de loufoquerie qu'on est convenu d'appeler amour. » Lacan J. (30 novembre 1974), « Le phénomène lacanien », *Les Cahiers cliniques de Nice*, 1998, 1, p. 9-25.

5. Huxley A., *Le Meilleur des mondes, op. cit.*

6. Nourry P., *Le Dîner procréatif*, installation et performance, Genève, février 2013. http://www.prunenourry.com/fr/exhibitions.

QUATRIÈME PARTIE

Vers une clinique du devenir

1

La course du symbolique

1. D'où la série des vertiges dont traite ce livre, entre le vertige de l'origine, de la différence et du destin.
2. Selon une expression de Marie-José Mondzain, philosophe, qui a utilisé cette expression à propos de l'évolution de l'art contemporain.
3. Ansermet F., Germond M., Mauron V., André M., Cascino F., *L'Ombre du futur. Clinique de la procréation et mystère de l'incarnation*, PUF, 2007.
4. Précepte bouddhiste cité par Bill Viola selon le film de Jean-Paul Fargier, *Bill Viola. Expérience de l'infini* (2013).
5. Dante Alighieri, *La Divine Comédie, Le Paradis*, Flammarion, 2004, 33, 1-34.
6. Nancy J.-L., *Visitation (de la peinture chrétienne)*, Galilée, 2001, p. 17.
7. *Ibid.*, p. 18
8. Lacan J. (1975-1976), *Le Séminaire*, livre XXIII : *Le Sinthome*, Seuil, 2005, p. 125.
9. Un « stigmate du réel ». Voir *ibid.*, p. 124.
10. Pour reprendre ce Lacan dit de Joyce : « Ce qui est le signe de mon empêchement, c'est bien Joyce en tant que ce qu'il avance, et d'une façon tout à fait spécialement artiste car il sait y faire, c'est le sinthome, et sinthome tel qu'il n'y ait rien à faire pour l'analyser. » *Ibid*, p. 125.

2

Programmé pour ne pas l'être

1. Ansermet F., Magistretti P., *À chacun son cerveau, op. cit.* ; Ansermet F., Magistretti P., *Les Énigmes du plaisir*, Odile Jacob, 2010 ; Ansermet F., Magistretti P., « Plasticité neuronale et inconscient », *in* L. Ouss, B. Golse, N. Georgieff, D. Widlöcher (dir.), *Vers une neuropsychanalyse ?*, Odile Jacob, 2009, p. 201-211.
2. Platon, *Le Banquet, op. cit.*, 207d-208c.
3. Alain Prochiantz parle précisément d'instabilité génétique : une instabilité du génome au croisement des faits génétiques et épigénétiques.
4. Voir le numéro de *Scientific American, The Neuroscience of identity. How « jumping genes » in the brain make each person unique*, mars 2012.

5. Pour reprendre l'excellente expression d'Alain Prochiantz et Jean-François Peyret dans leur présentation de leur spectacle *Ex vivo, in vitro*, au théâtre de la Colline à Paris, produit en collaboration avec la Fondation Agalma : « Quel est donc ce "Je" volontaire qui à chaque instant meurt pour renaître identique mais aussi différent ? Qu'est-ce qui reste engravé dans cette matière qui continûment se modifie et qui autorise, à tort ou à raison, ce "Je" ? »

6. Foucault M. (1985), « La vie : l'expérience et la science », *in Dits et écrits*, t. IV : *1980-1988*, Gallimard, 1994, p. 763-776.

7. Voir encore le numéro de *Scientific American, The Neuroscience of identity. How « jumping genes » in the brain make each person unique, op. cit.*

8. Des ratés qui ne sont pas seulement humains d'ailleurs ; voir les travaux de Le Moal qui montrent à quel point la variabilité interindividuelle entre les rats d'une expérimentation est par trop négligée dans l'interprétation des résultats : Swendsen J., Le Moal M., « Individual vulnerability to addiction », *Ann. NY Acad. Sci.*, 2011, 1216, p. 73-85.

9. Voir à ce propos les développements que nous avons faits avec Ariane Giacobino à propos de la génétique de l'autisme : Ansermet F., Giacobino A., *Autisme. À chacun son génome*, Paris, Navarin, « Le Champ freudien », 2012.

10. D'après Lacan, on ne serait donc pas du côté des ratés, de ce qui rate : « Mais enfin, personne ne sait si une mouche, un rat, rêve. On peut se l'imaginer parce qu'on est tous un peu rat de quelque côté, on est surtout raté, et les expérimentateurs en question le sont plus que d'autres, ils sont ratifiés, ce sont des hommes-aux-rats. » Lacan J., « RSI. 15 avril 1975 », *Ornicar ?,* 1976, 5, p. 52.

11. « Anormal », c'est-à-dire singulier et différent selon le poète italien Guiseppe Ungaretti interviewé par Pasolini dans son film *Comizi d'amore* (*Enquête sur la sexualité*), 1964.

12. Voir à propos de la *serendipity* : Catellin S., *Serendipité. Du conte au concept*, Seuil, « Science ouverte », 2014.

13. Lacan, J. « RSI. 15 avril 1975 », art. cit., p. 51.

14. « Le sujet surgit du vivant par l'opération du langage. » Miller J.-A., « Encyclopédie », *Ornicar ?*, 1981, 24, p. 35-44.

15. « La parole est un parasite, […] un placage, […] une sorte de cancer dont l'être humain est affligé. » Lacan J. (1975-1976), *Le Séminaire*, livre XXIII, *Le Sinthome, op. cit.*, p. 95.

16. Lacan J., « RSI. 11 mars 1975 », *Ornicar ?,* 1976, 5, p. 19.

17. Voir la notion d'affection traçante du langage sur le corps : « L'affection essentielle, c'est l'affection traçante de la langue sur le corps ? » Miller J.-A., « Biologie lacanienne et événements de corps », *La Cause freudienne*, 2000, 44, p. 47.

18. Milner J.-C., *L'Amour de la langue*, Seuil, 1978, p. 104.

19. « Tous autant que vous êtes, qu'êtes-vous d'autre que des malentendus ? Le nommé Otto Rank en a approché en parlant du traumatisme de la naissance. De traumatisme, il n'y en a pas d'autre : l'homme naît malentendu. » Jacques Lacan, 10 juin 1980. Lacan J., « Le malentendu », *Ornicar ?*, 1981, 22-23, p 12.

20. « Dire qu'il sait faire l'amour, c'est probablement très exagéré. » Lacan J., « RSI. 15 avril 1975 », art. cit., p. 51

21. *Ibid.*, p. 50.

3
Les enclaves de l'inattendu

1. Et de « se faire l'analysant de son indéductible contingence », « de se réinventer soi-même » pour reprendre les excellentes expressions de Jacques-Alain Miller qu'il formule dans sa préface de décembre 2001 à un recueil de ses textes : Miller J.-A., *Un début dans la vie*, Gallimard, « Le Promeneur », 2002.

2. « L'énoncé qu'il peut choisir contredit l'énoncé que ses actes peuvent être prédits » ou encore « la prédiction est incompatible avec le choix ». Wittgenstein L., *Leçons sur la liberté de la volonté, suivi de Essai sur le libre jeu de la volonté*, par Antonia Soulez, PUF, 1998, p. 59.

3. Barthes R., *Cy Twombly. Non multa sed multum*, Merve, 1983.

4. Cette dimension politique serait à développer, vu le monde tel qu'il devient, avec des menaces de régime totalitaire, des situations de tyrannie, de fanatisme, de guerre, de racisme ou de terreur, qu'on ne peut exclure, comme si aucune leçon n'avait été tirée du fait de ce qui a déjà été traversé de cet ordre dans l'histoire.

5. « Ce sont les hasards qui nous poussent à droite et à gauche, et dont nous faisons notre destin, car c'est nous qui le tressons comme tel. » Lacan J. (1975-1976), *Le Séminaire*, livre XXIII : *Le Sinthome, op. cit.*, p. 162.

6. La vie est définie par Freud comme un détour sur le chemin de la mort, la substance vivante étant amenée à « faire des détours toujours plus compliqués pour atteindre son but : la mort ». Freud S. (1920), « Au-delà du principe de plaisir », *in Essais de psychanalyse*, Payot, « Petite bibliothèque Payot », 1981, p. 83.

7. Voir à ce propos Freud S. (1913), « Le motif de choix des coffrets », *in L'Inquiétante Étrangeté*, Gallimard, 1985, p. 76.

4

La faille de l'origine

1. On pourrait reprendre à ce propos la contradiction pointée par Sartre d'une finalité déjà contenue dans l'origine, plutôt que de laisser le devenir au choix d'un sujet qui advient au-delà de ce qui était : « Voilà le mirage : l'avenir plus réel que le présent. Cela n'étonnera pas : dans une vie terminée, c'est la fin qu'on tient pour la vérité du commencement. » Sartre J.-P., *Les Mots*, Gallimard, « Folio », 1964, p. 169.
2. Huston N., *Lignes de faille*, Actes sud, 2006.
3. Freud S. (1910), *Un souvenir d'enfance de Léonard de Vinci, op. cit.*, p. 110 ; Ansermet F., *Clinique de l'origine, op. cit.*
4. On rejoint saint Augustin dans son interrogation sur le temps : « On ne saurait dire qu'il y a trois temps, le passé, le présent, le futur : mais peut-être on pourrait dire avec vérité qu'il y a trois temps, le présent des choses passées, le présent des choses présentes et le présent des choses futures. » Saint Augustin, *Les Confessions*, trad. A. d'Andilly, O. Barenne, Gallimard, 1993, livre XI, chapitre XX, p. 47.

5

Tout peut toujours changer

1. « De notre position de sujet, nous sommes toujours responsables. » Lacan J. (1966), « La science et la vérité », *in Écrits, op. cit.*, p. 858.
2. Voir aussi les développements sur les dimensions inconscientes dans le chapitre « Les enclaves de l'inattendu ».
3. Freud S. (1915), « L'inconscient », *in Métapsychologie*, Gallimard, 1968.
4. Lacan J. (1964), *Le Séminaire*, livre XI : *Les Quatre Concepts fondamentaux de la psychanalyse, op. cit.*
5. « Bref, il n'y a de cause que de ce qui cloche. » *Ibid.*, p. 24-25.
6. Taleb N. N. *The Black Swan : The Impact of Highly Improbable*, Random House, 2007.
7. Miller J.-A., « Introduction à l'érotique du temps », *La Cause freudienne*, 2004, 56, p. 63-85.
8. Frisch M. (1968), *Biographie : un jeu*, Gallimard, « Théâtre du monde entier », 1970.
9. Arendt H., *La Crise de la culture, op. cit.*, 2007, p. 24.
10. Lacan J. (1946), « Propos sur la causalité psychique », *in Écrits*, Seuil, 1966, p. 176.

235

11. Arendt H., *La Crise de la culture*, *op. cit.*

12. « Ce petit non-espace-temps au cœur même du temps, contrairement au monde et à la culture où nous naissons, peut seulement être indiqué, mais ne peut être transmis ou hérité du passé ; chaque génération nouvelle et même tout être humain nouveau en tant qu'il s'insère lui-même entre un passé infini et un futur infini, doit le découvrir et le frayer laborieusement à nouveau. » *Ibid.*, p. 24.

13. *Ibid.*, p. 22.

14. Pour paraphraser saint Augustin : « Comment donc ces deux temps, le passé et l'avenir sont-ils, puisque le passé n'est plus et que l'avenir n'est pas encore ? » Saint Augustin, *Les Confessions*, trad. A. d'Andilly, O. Barenne, Gallimard, 1993, livre XI, chapitre XX, p. 23.

15. Parmiggiani C., *Stella, sangue, spirito*, cité par Didi-Huberman G., *Génie du non-lieu*, Minuit, 2001, p. 42.

16. *Ibid.*, p. 43.

17. Comme l'écrit encore Giorgio Agamben : « De même doit-on opposer au temps chronologique de la pseudo-histoire le temps kaïrologique de l'histoire authentique. » Agamben G., *Enfance et histoire*, Payotet Rivages, 2000, p. 130.

18. *Ibid.*, p. 126.

19. Voir Paul Valéry : « Que fais-tu tous les jours ? – Je m'invente. » Valéry P., *Les Cahiers*, CNRS/Imprimerie nationale, 1957-1961, XXV, p. 579. Voir aussi Sierro M., « L'esprit et la création dans les *Cahiers* de Paul Valéry », *A contrario*, 2004, 2, p. 119-127.

20. Sigmund Freud fait de la pulsion de mort une tendance à la mort, thanatos, qui entre en balance avec l'éros : voir Freud S. (1920), « Au-delà du principe de plaisir », *in Essais de psychanalyse*, Payot, « Petite bibliothèque Payot », 1981.

21. Et aussi bien le clinicien.

Bibliographie

Agamben G., *Homo Sacer*, t. I : *Le Pouvoir souverain et la Vie nue*, Seuil, 1997.

Agamben G., *Enfance et histoire*, Payot et Rivages, 2000.

Almeida A., Muller Nix C., Germond M., Ansermet F., « Investissement parental précoce de l'enfant conçu par procréation médicalement assistée autologue », *Psychiatr. enfant*, 2002, 45 (1), p. 45-75.

Ameisen J.-C., *La Sculpture du vivant*, Seuil, 2014.

Ansermet F., « Le désir de cloner », *La Cause freudienne. Nouvelle revue de psychanalyse*, 2004, 57, p. 33-38.

Ansermet F., Germond M., Mauron V., André M., Cascino F., *L'Ombre du futur. Clinique de la procréation et mystère de l'incarnation*, PUF, 2007.

Ansermet F., *Clinique de l'origine*, Cécile Defaut, nouv. éd. revue et augmentée, 2012.

Ansermet F., « La grossesse à l'origine de son déni », *La Lettre mensuelle*, 2012, 312, p. 36-39.

Ansermet F., *in* « Tiens ma chérie, voici mon utérus », émission *Corpus* de Virginie Matter, RTS, La 1re, diffusion le 5 novembre 2012, http://www.rts.ch/la-1ere/programmes/corpus/4307798-tiens-ma-cherie-voici-mon-uterus.html.

Ansermet F., « Certitudes digitales », *Mental*, 2013, 30, 21-28.

Ansermet F., *in* « Naissance du premier bébé suite à une greffe d'utérus. Définition de la PMA », émission *Corpus* de Virginie Matter, RTS, La 1re, diffusion le 10 octobre 2014, http://www.rts.ch/audio/la-1ere/programmes/corpus/6193014-corpus-10-10-2014.html?f=player/popup#/la-1ere/programmes/corpus/6193014-corpus-10-10-2014.html.

Ansermet F., Giacobino A., *Autisme. À chacun son génome*, Navarin, « Champ freudien », 2012.

Ansermet F., Magistretti P., *À chacun son cerveau. Plasticité neuronale et inconscient*, 2004, Odile Jacob.

Ansermet F., Magistretti P., « Plasticité neuronale et inconscient », *in* L. Ouss, B. Golse, N. Georgieff, D. Widlöcher (dir.), *Vers une neuropsychanalyse ?*, Odile Jacob, 2009, p. 201-211.

Ansermet F., Magistretti P., *Les Énigmes du plaisir*, Odile Jacob, 2010.

Arendt H., *Le Système totalitaire*, Seuil, 1972.

Arendt H., *La Crise de la culture*, Gallimard, « Folio Essais », 2007.

Atlan H., *L'Utérus artificiel*, Seuil, 2005.

Badiou A., *L'Éthique. Essai sur la conscience du mal*, Hatier, 1993.

Bärfuss L., *Le Test*, trad. J. Honigmann, L'Arche, 2008.

Barthes R., *Cy Twombly. Non multa sed multum*, Merve, 1983.

Bollack J., *La Naissance d'Œdipe*, Gallimard, « Tel », 1995.

Borges J. L., « La secte du Phénix », *in Œuvres complètes*, Gallimard, « Bibliothèque de la Pléiade », 1993, t. 1, p. 550-552.

Calame C., *Prométhée généticien*, Les Belles Lettres, 2010.

Catellin S., *Serendipité. Du conte au concept*, Seuil, « Science ouverte », 2014.

Christian S. M., Koehn D., Pillay R., Mac Dougal A., Wilson R. D., « Parental decisions following prenatal diagnosis of sex chromosome aneuploidy : A trend over time », *Prenat. Diagn.*, 2000, 20, p. 37- 40.

Collard C., Kashmeri S., « Embryo adoption : Emergent forms of siblingship among snowflakes families », *Journal of the American Ethnological Society*, 2011, 38, 2, p. 307-322.

Collectif Pasde0deConduite, *Enfants turbulents : l'enfer est-il pavé de bonnes préventions ?*, Érès, 2008.

Dante Alighieri, *La Divine Comédie, Le Paradis*, Flammarion, 2004.

Daumas C., « Deux camps distincts parmi les intellectuels », *Libération*, 6 août 2014

Delcourt M., *L'Oracle de Delphes*, Payot, 1955.

Descamps P., *Un crime contre l'espèce humaine ? Enfants clonés, enfants damnés*, Les Empêcheurs de penser en rond, 2004.

Deng J. M., Satoh K., Wang H., Chang H., Zhang Z., Stewart M. D., Cooney A. J., Behringer R. R., « Generation of viable male and female mice from two fathers », *Biology of Reproduction*, 2011, 84, p. 613-618.

Didi-Huberman G., *Fra Angelico. Dissemblance et figuration*, Flammarion, 1990.

Didi-Huberman G., *Génie du non-lieu*, Minuit, 2001.

Dunand C., « Apple et Facebook veulent aider leurs salariées à vitrifier leurs ovocytes », *Les Échos*, 2014, http://www.lesechos.fr/tech-medias/hightech/0203858195661-apple-et-facebook-proposent-a-leurs-salariees-de-vitrifier-leurs-ovocytes-1053591.php.

Duperray M., *Lecture de « Frankenstein », Mary Shelley*, Presses universitaires de Rennes, 1997.

Easley C. A., Latov D. R., Simerly C. R., Schatten G., « Adult somatic cells to the rescue : Nuclear reprogramming and the dispensability of gonadal germ cells », *Fertil. Steril.*, 2014, 101 (1), p. 14-19.

Eliot T. S., *Quatre quatuors*, Seuil, 1950.

Fabre-Magnan M., *La Gestation pour autrui*, Fayard, 2013.

Fagniez P. L., Loriau J., Tayard C., « Du "bébé-médicament" au "bébé du double espoir" », *Gynécologie, obstétrique et fertilité*, 2005, 33 (10), p. 828-832.

Fargier J.-P., *Bill Viola. Expérience de l'infini*, Réunion des musées nationaux/Arte, 2013.

Foisil M., *Journal de Jean Héroard, médecin de Louis XIII*, Fayard, 1995, 2 vol.

Foucault M. (1985), « La vie : l'expérience et la science », *in Dits et écrits*, t. IV : *1980-1988*, Gallimard, 1994, p. 763-776.

Freud S. (1900), *L'Interprétation des rêves*, PUF, 1980.

Freud S. (1901), *Psychopathologie de la vie quotidienne*, Payot, 1973.

Freud S. (1908), « Les théories sexuelles infantiles », *in La Vie sexuelle*, PUF, 1969.

Freud S. (1909), « Le roman familial des névrosés », *in Névrose, psychose et perversion*, PUF, 1973.

Freud S. (1910), *Un souvenir d'enfance de Léonard de Vinci*, Gallimard, 1987.

Freud S. (1911), « Remarques psychanalytiques sur l'autobiographie d'un cas de paranoïa. Le président Schreber », *in Cinq psychanalyses*, PUF, 1973, p. 263-324.

Freud S. (1913), « L'intérêt de la psychanalyse », *in Résultats, idées, problèmes*, PUF, 1980.

Freud S. (1913), « Le motif de choix des coffrets », *in L'Inquiétante Étrangeté*, Gallimard, 1985.

Freud S. (1914), « Pour introduire le narcissisme », *in La Vie sexuelle*, PUF, 1969.

Freud S. (1915), « Considérations actuelles sur la guerre et sur la mort », *in Essais de psychanalyse*, Payot, 1968.

Freud S. (1915), « L'inconscient », *in Métapsychologie*, Gallimard, 1968.

Freud S. (1917), « Deuil et mélancolie », *in Métapsychologie*, Gallimard, « Idées », 1976.

Freud S. (1920), « Au-delà du principe de plaisir », *in Essais de psychanalyse*, Payot, « Petite bibliothèque Payot », 1981.

Freud S. (1920), « Psychogenèse d'un cas d'homosexualité féminine », *in Névrose, psychose et perversion*, PUF, 1973.

Freud S. (1922), « La tête de Méduse », *in Résultats, idées, problèmes*, PUF, 1985, t. 2.

Freud S. (1937), « L'analyse avec fin et l'analyse sans fin », *in Résultats, idées, problèmes*, PUF, 1985, t. 2.

Frisch M. (1968), *Biographie : un jeu*, Gallimard, « Théâtre du monde entier », 1970.

Giacobino A., « Gamètes artificiels, toujours plus près », *Huffington Post*, 19 décembre 2013.

Godard J.-L., Miéville A.-M., « Toi, moi », *France, tour, détour, deux enfants*, Antenne 2, 1980.

Godard J.-L. (1984), « Vu par le bœuf et l'âne », *in Jean-Luc Godard par Jean-Luc Godard*, Cahiers du Cinéma, 1985, p. 588.

Habermas J., *L'Avenir de la nature humaine. Vers un eugénisme libéral ?*, Gallimard, 2002.

Haccoun F., « L'homme enceint », *La Lettre mensuelle, École de la cause freudienne*, 2014, 330, p. 12-13.

Harrison S. (dir.), *Elles ont choisi. Les homosexualités féminines*, Éditions Michèle, 2013.

Heard E., « Épigénétique et mémoire cellulaire. Leçon inaugurale prononcée le jeudi 13 décembre 2012 », Collège de France, 2013.

Héritier F., « Réflexions pour nourrir la réflexion », *in De la violence*, Odile Jacob, « Opus », 1996, t. I, p. 11-53.

Héroard J., *Journal de Jean Héroard sur l'enfance et la jeunesse de Louis XIII*, Firmin-Didot, 1868.

Hésiode, *Les Travaux et les Jours*, trad. C. Terreaux, Arléa, 1995.

Hou J., Yang S., Yang H., Liu Y., Liu Y., Hai Y., Chen Z., Guo Y., Gong Y., Gao W. Q., Li Z., He Z. « Generation of male differentiated germ cells from various types of stem cells », *Reproduction*, 2014, 147 (6), R179-R188.

Huston N., *Lignes de faille*, Actes Sud, 2006.

Huxley A., *Le Meilleur des mondes*, Plon, 1933.

Jacob F., *La Logique du vivant*, Gallimard, 1970.

Journal du Net, « Le séquençage ADN à bas coût, une révolution fabuleuse… et dangereuse », en ligne, 2014, disponible : http://www.journaldunet.com/economie/sante/sequencage-adn-low-cost/.

Joyce J., « Oxen of the sun », *in Ulysses. The Corrected Text*, édition établie par H. W. Gables, The Bodley Head, 1986, XIV, p. 377.

Joyce J., « Portrait de l'artiste en jeune homme », *in Œuvres*, Gallimard, « Bibliothèque de la Pléiade », 1982, t. 1.

Joyce J., *Œuvres*, édition établie par J. Aubert, Gallimard, « Bibliothèque de la Pléiade », 1982-1996 (2 vol.).

Joyce J., « Les bœufs du soleil », *in Ulysse*, Gallimard, 2005.

Kermalvezen A., *Né de spermatozoïde inconnu*, Presse de la Renaissance, 2008.

Keynes J. M., *Collected Writings of J. M. Keynes, Social, Political, and Literary Writings*, Macmillan, 1982, vol. XXVIII.

Kierkegaard S., *Ou bien… ou bien*, Gallimard, 1949.

Kono T., Obata Y., Wu Q., Niwa K., Ono Y., Yamamoto Y., Park E. S., Seo J. S., Ogawa H., « Birth of parthenogenetic mice that can develop to adulthood », *Nature*, 2004, 428, 6985, p. 860-864.

Lacan J. (1938), « Les complexes familiaux dans la formation de l'individu », *in Autres écrits*, Seuil, 2001, p. 23-84.

Lacan J. (1945), « Le temps logique et l'assertion de certitude anticipée », *in Écrits*, Seuil, 1966, p. 197-211.

Lacan J. (1946), « Propos sur la causalité psychique », *in Écrits*, Seuil, 1966, p. 151-192.

Lacan J. (1949), « Le stade du miroir comme formateur de la fonction du Je », *in Écrits*, Seuil, 1966, p. 93-100.

Lacan J. (1953), « Fonction et champ de la parole et du langage en psychanalyse », *in Écrits*, Seuil, 1966, p. 237-322.

Lacan J. (1954-1955), *Le Séminaire*, livre II : *Le Moi dans la théorie de Freud et dans la technique de la psychanalyse*, Seuil, 1978.

Lacan J. (1955), « Sosie », *in Le Séminaire*, livre II, *Le Moi dans la théorie de Freud et dans la technique de la psychanalyse*, Seuil, 1978, p. 301-316.

Lacan J. (1955-1956), *Le Séminaire*, livre III : *Les Psychoses*, Seuil, 1981.

Lacan J. (1956-1957), *Le Séminaire*, livre IV : *La Relation d'objets*, Seuil, 1994.

Lacan J. (1957-1958), *Le Séminaire*, livre V, *Les Formations de l'inconscient*, Seuil, 1998.

Lacan J. (1958-1959), *Le Séminaire*, livre VI : *Le Désir et son interprétation*, La Martinière, « Le Champ freudien », 2013.

Lacan J. (1960), « Subversion du sujet et dialectique du désir dans l'inconscient freudien », *Écrits*, Seuil, 1966, p. 793-827.

Lacan J. (1960), « Position de l'inconscient », *Écrits*, Seuil, 1966, p. 829-850.

Lacan J. (1962-1963), *Le Séminaire*, livre X : *L'Angoisse*, Seuil, 2004.

Lacan J. (1964), *Le Séminaire*, livre XI : *Les Quatre Concepts fondamentaux de la psychanalyse*, Seuil, 1973.

Lacan J. (1965), « La science et la vérité », *Écrits*, Seuil, 1966, p. 855-877.

Lacan J. (1967), « Allocution sur les psychoses de l'enfant », *Autres écrits*, Seuil, 2001.

Lacan J. (1969-1970), *Le Séminaire*, livre XVII : *L'Envers de la psychanalyse*, Seuil, 1991.

Lacan J. (1971-1972), *Le Séminaire*, livre XIX : *... ou pire*, Seuil, 2011.

Lacan J. (1972-1973), *Le Séminaire*, livre XX : *Encore*, Seuil, 1975.

Lacan J. (1973-1974), « séance du 9 avril 1974 », *in Le Séminaire*, livre XXI : *Les non-dupes errent*, http://www.valas.fr/Jacques-Lacan-Les-non-dupes-errent-1973-1974,249.

Lacan J. (30 novembre 1974), « Le phénomène lacanien », *Les Cahiers cliniques de Nice*, 1998, 1, p. 9-25.

Lacan J., « RSI. 11 mars 1975 », *Ornicar ?*, 1976, 5, p. 19.

Lacan J., « RSI. 8 avril 1975 », *Ornicar ?*, 1976, 5, p. 45.

Lacan J., « RSI. 15 avril 1975 », *Ornicar ?*, 1976, 5, p. 52.

Lacan J. (1975), « Joyce le Symptôme », *in Le Séminaire*, livre XXIII : *Le Sinthome*, Seuil, 2005.

Lacan J. (1975-1976), *Le Séminaire*, livre XXIII : *Le Sinthome*, Seuil, 2005.

Lacan J., « 16 novembre 1976 », *Le Séminaire*, livre XXIV : *L'insu que sait de l'une-bévue s'aile à mourre*, http://gaogoa.free.fr/Seminaires_pdf/24-Linsu/XXIV-01-16111976.pdf.

Lacan J., « Le malentendu », *Ornicar ?*, 1981, 22-23, p. 12.

Lacan J. *Mon enseignement*, Seuil, 2005, p. 32.

Lacan J., « La troisième », *La Cause freudienne*, 2011, 79, p. 11-33.

Lacan J., « Lacan sur la science-fiction », *La Cause du désir*, 2013, 84, p. 8-9

Langaney A., *Le Sexe et l'Innovation*, Seuil, 1979, p. 28

Laurent D., Frydman R., Ansermet F., « Une assistance médicale au désir : entretien avec René Frydman », *Mental. Revue internationale de psychanalyse*, 2009, 22, p. 152-156

Laurent E. et Ansermet F., *Transcription. séance du 7 juillet 2012 : « Du Sinthome »*, Lectures freudiennes, http://lecturesfreudiennes.wordpress.com/?s=ansermet +laurent.

Leclaire S., *On tue un enfant. Un essai sur le narcissisme primaire et la pulsion de mort*, Seuil, « Le champ freudien », 1975.

Lecourt D., *Prométhée, Faust, Frankenstein. Fondements imaginaires de l'éthique*, Synthélabo Groupe, « Les Empêcheurs de penser en rond », 1996.

Lecourt D., *Humain, posthumain*, PUF, 2003.

Lévi-Strauss C. (1955), « La structure des mythes », *Anthropologie structurale*, Plon, 1958, t. I.

Levy N., « Deafness, culture and choice », *J. Med. Ethics*, 2002, 28 (5), p. 284-285.

Loraux N., *Né de la terre. Mythe et politique à Athènes*, Seuil, 1996.

Lupien S. J., McEwen B. S., Gunnar M. R., Heim C., « Effects of stress throughout the lifespan on the brain, behaviour and cognition », *Nature Reviews Neuroscience*, 2009, 10, p. 434-445.

Marks M. N., « Characteristics and causes of infanticide in Britain », *International Review of Psychiatry*, 1996, 8, p. 99-106.

Marmot M., *The Status Syndrome. How Social Standing Affects our Health and Longevity*, Bloomsbury, 2004.

Mejia-Quijano C., Germond M., Ansermet F., *Parentalité stérile et procréation médicalement assistée. Le dégel du devenir*, Érès, 2006.

Miller J.-A., « Encyclopédie », *Ornicar ?*, 1981, 24, p. 35-44.

Miller J.-A., « Les six paradigmes de la jouissance », *La Cause freudienne*, 1999, 43, p. 7-29.

Miller J.-A., « Le coït énigmatisé », *Quarto*, 2000, 70, p. 8-14.

Miller J.-A., « Biologie lacanienne et événements de corps », *La Cause freudienne*, 2000, 44, p. 47.

Miller J.-A., *Un début dans la vie*, Gallimard, « Le Promeneur », 2002.

Miller J.-A., « L'enfant et l'objet », *La Petite Girafe*, 2003, 18, p. 6-11.

Miller J.-A., « Introduction à l'érotique du temps », *La Cause freudienne*, 2004, 56, p. 63-85.

Miller J.-A., « Introduction à la lecture du *Séminaire L'Angoisse* de Jacques Lacan », *La Cause freudienne*, 2005, 59, p. 67-103.

Miller J.-A., « Une psychanalyse a structure de fiction », *La Cause du désir*, 2014, 87.

Miller J.-A., « Un réel au XXIe siècle. Présentation du thème du IXe congrès de l'AMP », *La Cause du désir*, 2012, 82.

Milner J.-C., *L'Amour de la langue*, Seuil, 1978.

Molière, *Amphitryon*, Gallimard, 1973.

Morisod Harari M., Donnai D., « Genetic Counseling and the pre-pregnancy clinic », *in* J. H. Brock, C. H. Rodeck, M. A. Ferguson-Smith (dir.), *Prenatal Diagnosis and Screening*, Churchill Livingstone, 1992.

Morisod Harari M., « Anomalies des chromosomes sexuels : quel choix en médecine prénatale ? », *Mental. Revue internationale de psychanalyse*, 2009, 22, p. 197-204.

Müller-Nix C., Maillard C., Holfeld P., Anserme F., « Le statut de la mort prénatale : conséquences cliniques et thérapeutiques », *Psychothérapies*, 2000, 20 (2), p. 87-93.

Murray T. H., « Stirring the simmering "designer baby" Pot », *Science*, 2014, 343 (6176), p. 1208-1210.

Nancy J.-L., *L'Intrus*, Galilée, 2000.

Nancy J.-L., *Visitation (de la peinture chrétienne)*, Galilée, 2001.

Palacios-Gonzalez C., Harris J., Testa G., « Multiplex parenting : IVG and the generations to come », *J. Med. Ethics*, 2014, 40, 11, p. 752-758.

Platon, *Le Banquet*, trad. L. Brisson, Flammarion, « Garnier-Flammarion », 2000.

Quignard P., « Petit traité sur Méduse », *Le Nom au bout de la langue*, Gallimard, 1993, p. 68.

Quignard P., *La Nuit sexuelle*, Flammarion, 2007.

Quignard P., *La Barque silencieuse*, Seuil, 2009.

Ramuz C.-F., « Besoin de grandeur », *Œuvres complètes*, Rencontre, 1938, vol. 4.

Rank O. (1922), *Le Mythe de la naissance du héros*, Payot, 1983.

Richardson S. R. *et al.*, « Don't blame the mothers », *Nature*, 2014, 512, p. 131-132.

Saint Augustin, *Les Confessions*, trad. A. d'Andilly, O. Barenne, Gallimard, 1993, Livre XI, chapitre XX, p. 47.

Sartre J.-P., *Les Mots*, Gallimard, « Folio », 1964.

Saussure F. de, *Cours de linguistique générale*, Payot, 1995, p. 235.

Scientific American, The Neuroscience of Identity. How « Jumping Genes » in the Brain Make Each Person Unique, mars 2012.

Shelley M. (1818), *Frankenstein ou le Prométhée moderne*, Pocket, 1994.

Sierro M., « L'esprit et la création dans les *Cahiers* de Paul Valéry », *A contrario*, 2004, 2, p. 119-127.

Smajdor A., Cutas D. « Will artificial gametes end infertility ? », *Health Care Anal.*, 2013. DOI 10.1007/s10728-013-0268-x.

Sophocle, *Électre*, Minuit, 2007.

Soubieux M.-J., *La Psychiatrie fœtale*, PUF, « Que sais-je ? », 2005.

Soubieux M.-J., *Le Berceau vide. Deuil périnatal et travail du psychanalyste*, Érès, « La vie de l'enfant », 2008.

Swendsen J., Le Moal M., « Individual vulnerability to addiction », *Ann. NY Acad. Sci.*, 2011, 1216, p. 73-85.

Taleb N. N. *The Black Swan : The Impact of Highly Improbable*, Random House, 2007.

Testart J., *Faire des enfants demain*, Seuil, 2014.

Théry I., *Des humains comme les autres. Bioéthique, anonymat et genre du don*, Éditions de l'EHESS, « Cas de figure », 2010.

Théry I., Leroyer A.-M., *Filiation, origines, parentalité. Le droit face aux nouvelles valeurs de responsabilité générationnelle*, rapport remis à la ministre déléguée chargée de la Famille, ministère des Affaires sociales et de la Santé, Odile Jacob, 2014.

Tison A., Taylor T., *Barbapapa*, L'École des loisirs, 1970.

Valéry P., *Les Cahiers*, Imprimerie nationale/CNRS, 1957, XXV.

Vernant J.-P., *Pandora, la première femme*, Bayard, 2006.

Vernant J.-P., « Persée et Méduse », *L'histoire n'est pas tout à fait finie*, Bayard, 2013.

Versieux N., « Le père accouche d'un enfant sans sexe », *Libération Next*, 15 septembre 2013.

Vitale M., « La psychanalyse appliquée à l'oncogénétique », *Mental. Revue internationale de psychanalyse*, 2009, 22, p. 219-224.

Vitale M., *Apport de la psychanalyse en oncogénétique prédictive*, UNIL, 2012.

Vogel G., « Human cloning. Scientists take step toward therapeutic cloning », *Science*, 2004, 303 (5660), p. 937-939.

Wittgenstein L., « A lecture on freedom of the will », *Philosophical Investigations*, 1989, 12 (2), p. 85-100.

Wittgenstein L., *Leçons sur la liberté de la volonté*, PUF, 1998.

Yamaguchi S., Shen L., Liu Y., Sendler D., Zhang Y., « Role of Tet1 in erasure of genomic imprinting », *Nature*, 2013, 504 (7480), p. 460-464.

Remerciements

À Nouria Gründler, qui, avec passion, a mis en place le séminaire « Les enfants de la science » dans le cadre de l'association Lien POPI-Centre Dominique Mahieu Caputo ; à la Fondation Agalma à Genève, qui explore les liens entre science, art et psychanalyse ; à Lily Naggar, qui a transcrit ces réflexions, de l'oral vers l'écrit ; à mon assistante Isabelle Ruffini, qui a tant contribué, au quotidien, à rendre tout cela possible ; à Cristina Calvo dont les talents de bibliothécaire et de documentaliste m'ont été si précieux ; à Ariane Giacobino, généticienne, avec qui j'ai découvert les surprises de la prédiction ; à Claudia Mejià Quijano, Claude Welscher, Jean-François Simoneau et Aurélia Ansermet-Rentsch pour leur relecture critique du manuscrit, ainsi qu'à Marie-Lorraine Colas pour la pertinence et la finesse de son travail éditorial. Je remercie également Odile Jacob pour son accueil et son enthousiasme par rapport à ce projet, dès sa conception.

À chacun son cerveau. Plasticité neuronale et inconscient (avec P. Magistretti), 2004.

Les Énigmes du plaisir (avec P. Magistretti), 2010.

Neurosciences et psychanalyse (dir. avec P. Magistretti), 2010.

Cet ouvrage a été composé
en Adobe Garamond Pro
par Nord Compo
à Villeneuve-d'Ascq (Nord).

N° d'édition : 7381-3250-X – N° d'impression : 00000
Dépôt légal : mai 2015

Imprimé en France